U0291150

图解下肢骨折
手术操作与技巧

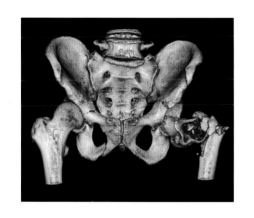
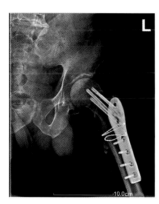
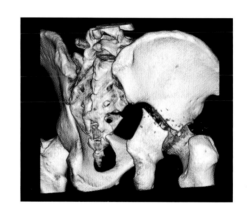

主审　唐佩福
主编　章　莹　夏　虹　尹庆水

科学出版社

北　京

内 容 简 介

本书主要介绍了股骨头骨折与脱位、股骨颈骨折、股骨转子间骨折、股骨干骨折、股骨远端骨折等14种常见类型的下肢骨折手术操作与技巧，详细阐述了各类型骨折的解剖学特点、影像学评估与骨折分型、术前计划、手术操作与技巧、常见并发症、典型病例和专家点评，重点阐述下肢骨折手术的操作方法与技巧要点，并附大量手术图片及示意图加以解析。

本书内容丰富、图文并茂、实用性强，适合各级医院骨科医师、研究生参考阅读，特别对创伤骨科医师而言，是一本难得的参考书和工具书。

图书在版编目（CIP）数据

图解下肢骨折手术操作与技巧 / 章莹，夏虹，尹庆水主编 . — 北京：科学出版社，2022.4
ISBN 978-7-03-071740-5

Ⅰ. ①图⋯ Ⅱ. ①章⋯②夏⋯③尹⋯ Ⅲ. ①下肢骨－骨折－外科手术－图解 Ⅳ. ①R683.42-64

中国版本图书馆CIP数据核字（2022）第037350号

责任编辑：肖　芳 / 责任校对：张　娟
责任印制：赵　博 / 封面设计：吴朝洪

科 学 出 版 社 出版
北京东黄城根北街 16 号
邮政编码：100717
http://www.sciencep.com

北京汇瑞嘉合文化发展有限公司 印刷
科学出版社发行　各地新华书店经销
*
2022 年 4 月第 一 版　开本：889×1194　1/16
2022 年 4 月第一次印刷　印张：10
字数：275 000
定价：148.00 元
（如有印装质量问题，我社负责调换）

主　审　唐佩福

主　编　章　莹　夏　虹　尹庆水

副主编　王　非　夏远军　李宝丰　吴　优

编　者（按姓氏笔画排序）

王　非　王新宇　尹庆水　李知玻　李宝丰

吴　优　张　宇　张轩轩　陆　翮　陈泽鹏

陈辉强　林奕旻　赵　力　姜裔恒　夏　虹

夏远军　郭晓泽　黄显华　章　莹　谢会斌

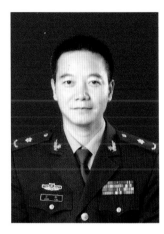

章莹 南部战区总医院骨科创伤病区主任、主任医师、教授、医学博士、博士研究生导师。

现任中华医学会创伤学分会委员、中华医学会创伤学分会骨与关节损伤学组委员、中国医师协会骨科医师分会下肢创伤学组委员、广东省医学会创伤学分会副主任委员、广东省医师协会创伤骨科医师分会副主任委员、广东省医学会创伤骨科学分会常务委员、全军显微外科专业委员会常务委员、全军骨科专业委员会创伤学组副组长，兼任南方医科大学博士研究生导师，广州中医药大学博士研究生导师，AO 及 OTC 中国讲师。

从事骨科临床及科研工作 30 余年，曾于德国雷根斯堡大学创伤骨科中心、瑞士国际内固定中心、意大利国际外固定中心、美国佛罗里达州医院骨科研究所及中国运动医学研究所访问学习。熟练掌握骨科各类伤病的诊断与治疗，尤其擅长创伤骨科、关节外科、各类运动损伤等疾患的外科治疗，精通各类复杂骨折、骨不连、骨感染、周围神经损伤及膝关节的关节镜微创手术治疗。在体现创伤骨科水平的复杂骨折及骨盆骨折的治疗上达到了国内先进水平。承担省部级课题 5 项、军队后勤课题 2 项；获广东省科学技术进步一等奖 1 项，科学技术进步二等奖 2 项，军队、上海市科技进步二等奖各 1 项，军队三、四等奖多项。主编及主译专著各 1 部。发表 SCI 收录论文 11 篇（影响因子总分 32.853，单篇最高影响因子 9.381），先后获国家发明专利 5 项、实用新型专利 8 项。2009 年被评为"全军优秀援外工作者"；2013 年入选《中国名医百强榜》中"骨创伤外科 Top10"专家。先后荣立三等功 2 次。

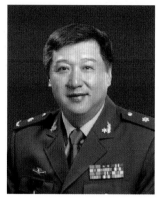

夏虹 南部战区总医院骨科主任、主任医师、教授、医学博士、博士研究生导师。

现任中华医学会骨科学分会委员、中国医师协会骨科医师分会委员、全军骨科专业委员会副主任委员、国际 ISASS 会员、广东省医学会骨科学分会候任主任委员和广东省医师协会脊柱外科医师分会名誉主任委员；还担任《中国骨科临床与基础研究杂志》主编，以及《JBJS 中文版》《中国临床解剖学杂志》《解放军医学杂志》《骨科》等杂志编委。作为第二军医大学和南方医科大学博士研究生导师、广州医科大学和广州中医药大学硕士研究生导师，培养博士后 6 人、研究生 47 人（获博士学位 17 人、硕士学位 22 人）。

从事骨科临床工作 30 多年，曾留学于日本德岛大学医学部，并多次赴欧美知名医院骨科及脊柱外科中心交流学习和短期进修。主要从事脊柱疾患的诊治，擅长于上颈椎疾患、颈椎病和腰椎间盘突出等退行性疾患及脊柱畸形、脊柱创伤的外科治疗。先后主持国家自然科学基金、全军重点课题、广东自然科学团队基金、广东省科技计划及广州市科技计划等 18 项基金课题；获军队及广东省成果一等奖各 1 项，中华医学会、军队及广东省成果二等奖 11 项；主编（译）专著 7 部，发表论文 70 篇（其中 SCI 收录 36 篇）；获国家专利 28 项（其中发明专利 3 项）。被评为全军爱军精武标兵、广州军区优秀科技创新人才标兵、岭南名医，享受国务院政府特殊津贴和全军优秀人才奖励津贴。

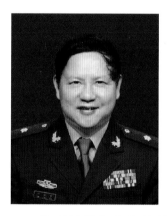

尹庆水 曾任广州军区广州总医院骨科医院院长，现为南部战区总医院骨科医院名誉院长、主任医师、教授、博士研究生导师、技术二级专家。

曾担任国际脊髓学会中国脊髓损伤学会委员、中华医学会骨科学分会委员、中国医师协会骨科医师分会委员、全军骨科专业委员会常委、全军骨科专业委员会脊柱学组副组长、原广州军区骨科专业委员会主任委员、广东省医学会脊柱外科学分会首届主任委员，《中国骨科临床与基础研究杂志》主编，《中国脊柱脊髓杂志》副主编及《BMM》《中华创伤骨科杂志》《解放军医学杂志》《中国临床解剖学杂志》《脊柱外科杂志》《实用医学》等杂志编委。先后培养博士后 4 名，毕业博士研究生 35 名，硕士研究生 28 名。

从事骨科和脊柱外科的基础和临床研究工作近 40 年，先后主持和参与国家自然科学基金、国家 973 项目、全军十一五课题、全军临床高新技术重大课题、广东省自然科学基金团队项目、广东省科技计划项目和医学科研基金 10 余项。开展新项目和新技术 70 多项，自主研发了世界首创的 TARP 系统和 TARP 手术，使上颈椎的治疗水平达到世界领先水平。主编专著 7 部，参编专著 8 部，核心期刊发表论文 60 余篇。获军队和广东省成果一等奖各 1 项；中华医学会、军队及广东省科技进步二等奖共 8 项；国家发明专利 2 项、实用新型专利 7 项。被评为"全军爱军精武标兵""全军优秀专业技术人才""全军十一五医学科技先进个人"等，先后荣立三等功 4 次，享受军队优秀专业技术人才岗位津贴和国务院特殊津贴。

医学领域中骨科学发展迅猛，一众新技术、新设备、新材料运用如雨后春笋般应运而生。诸如计算机导航、内镜下微创、3D 数字打印，乃至近年风靡的人工智能等书籍层出迭现。那么该沿着什么样的路径按图索骥，在书香墨韵中一路走过，熟稔骨科医生必须掌握的知识与技能呢？

其实，坚实的临床基础为"硬核"根基，才是重中之重。

很欣喜，岁末之时，《图解上肢骨折手术操作与技巧》和《图解下肢骨折手术操作与技巧》伴着满城灯火呈现在我的案头。"好咖啡要和朋友一起品尝"，于是，萌生了向同行举荐之意。

通常，专业著作深奥，晦涩难懂。但该套书没那么多繁文缛节，编者以骨科基础理论为核心，将创伤骨科领域四肢部分按上肢骨折和下肢骨折分为两个分册，每章汇集各部位骨折，从解剖结构入手，结合经典病例，详述骨折相关理论，图文并茂。该套书特点非常鲜明：一是通俗易懂，二是准确到位。通俗，开启认知骨科大门钥匙；精准，练就遨游骨科海洋航母，这两点实属不易。

该套书并非一蹴而就，凝聚了南部战区总医院章莹教授率领的优秀专家组成的学术团队多年来之心血，感谢团队将丰富的临床经验和实战技能，凝于笔墨砚端，注入字里行间。书中治疗原则、手术时机和手术技巧详尽的研究展示拔萃超群、匠心独运、心灵手巧的启迪宛如学术传播和交流的饕餮大餐。

抚卷而思：最是书香能致远。一本好书，不只是讲高精尖端技术，从基础中也可以发现骨科领域一种迥然不同的美。

唐佩福

中华医学会创伤分会主任委员

解放军总医院骨科医学部主任

前　言

　　治疗骨折既须遵循基本的生物力学和生物学原则，又要依据每个病例的具体特点及术者的技术特长，选择个性化的治疗方案。本书针对下肢各部位的常见骨折，从应用解剖学和生物力学要点、骨关节损伤的病理解剖、影像学特点及诊断依据，到骨折的损伤机制与分型，手术治疗的适应证、禁忌证，手术计划的入路选择、骨折脱位的复位方法、内外固定的选择和操作要领，以及术后康复和功能锻炼的要点、并发症的防治等，用简练文字和丰富图片做了深入浅出的介绍，以帮助读者快速掌握典型病例的临床特点和治疗流程，是一本很实用的术前参考书。

　　本书没有系统地介绍骨折及其治疗的基础知识、原理和技术，而是通过病例记述每个骨折治疗成功或失败的过程、并发症的处理，作者根据自己的临床经验和教训，对每例骨折提出了治疗的个人意见；当代创伤骨科手术治疗的实用技术如多发伤的损伤控制、开放或复杂损伤的序贯治疗、闭式负压引流、数字技术辅助精准复位、微创经皮技术治疗粉碎骨折、间接或直接复位获得满意对位等，在个性化的治疗过程中得到充分展现；颇有特色的专家点评是点睛之笔，注意事项全面细致，让读者获得一些启示，掌握正确的治疗方法，避免错误，减少手术并发症发生。因此，本书非常适合广大的年轻骨科医师和基层外科医师阅读。

章　莹

南部战区总医院创伤骨科主任

目　录

第 1 章　股骨头骨折与脱位 ………………… 1

一、解剖学特点 ……………………… 1

二、影像学评估与骨折分型 ……… 3

三、术前计划 ………………………… 4

四、手术操作与技巧 ……………… 4

五、常见并发症 …………………… 7

六、典型病例与专家点评 ………… 8

第 2 章　股骨颈骨折 ……………… 14

一、解剖学特点 …………………… 14

二、影像学评估与骨折分型 …… 15

三、术前计划 ……………………… 17

四、手术操作与技巧 …………… 18

五、常见并发症 …………………… 24

六、典型病例与专家点评 ……… 26

第 3 章　股骨转子间骨折 ……… 32

一、解剖学特点 …………………… 32

二、影像学评估与骨折分型 …… 32

三、术前计划 ……………………… 33

四、手术操作与技巧 …………… 34

五、常见并发症 …………………… 37

六、典型病例与专家点评 ……… 38

第 4 章　股骨干骨折 ……………… 42

一、解剖学特点 …………………… 42

二、影像学评估与骨折分型 …… 42

三、术前计划 ……………………… 43

四、手术操作与技巧 …………… 43

五、常见并发症 …………………… 43

六、典型病例与专家点评 ……… 44

第 5 章　股骨远端骨折 …………… 48

一、解剖学特点 …………………… 48

二、影像学评估与骨折分型 …… 48

三、术前计划 ……………………… 49

四、手术操作与技巧 …………… 50

五、常见并发症 …………………… 51

六、典型病例与专家点评 ……… 52

第 6 章　胫骨平台骨折 …………… 56

一、解剖学特点 …………………… 56

二、影像学评估与骨折分型 …… 56

三、术前计划 ……………………… 58

四、手术操作与技巧 …………… 59

五、常见并发症 …………………… 61

六、典型病例与专家点评 ……… 62

第 7 章　胫骨干骨折 ……………… 69

一、解剖学特点 …………………… 69

二、影像学评估与骨折分型 …… 70

三、术前计划 ……………………… 70

四、手术操作与技巧 …………… 71

五、常见并发症 …………………… 72

六、典型病例与专家点评 ………… 72

第 8 章　髌骨骨折 …………… 76
　一、解剖学特点 ………………… 76
　二、影像学评估与骨折分型 ……… 76
　三、术前计划 …………………… 78
　四、手术操作与技巧 …………… 78
　五、常见并发症 ………………… 80
　六、典型病例与专家点评 ……… 81

第 9 章　踝关节骨折与脱位 ……… 86
　一、解剖学特点 ………………… 86
　二、影像学评估与骨折分型 ……… 88
　三、术前计划 …………………… 90
　四、手术操作与技巧 …………… 91
　五、常见并发症 ………………… 92
　六、典型病例与专家点评 ……… 93

第 10 章　Pilon 骨折 …………… 98
　一、解剖学特点 ………………… 98
　二、影像学评估与骨折分型 ……… 98
　三、术前计划 …………………… 99
　四、手术操作与技巧 …………… 100
　五、常见并发症 ………………… 101
　六、典型病例与专家点评 ……… 102

第 11 章　距骨骨折与脱位 ……… 108
　一、解剖学特点 ………………… 108
　二、影像学评估与骨折分型 ……… 109

　三、术前计划 …………………… 109
　四、手术操作与技巧 …………… 110
　五、常见并发症 ………………… 111
　六、典型病例与专家点评 ……… 112

第 12 章　跟骨骨折 …………… 120
　一、解剖学特点 ………………… 120
　二、影像学评估与骨折分型 ……… 120
　三、术前计划 …………………… 121
　四、手术操作与技巧 …………… 122
　五、常见并发症 ………………… 123
　六、典型病例与专家点评 ……… 124

第 13 章　中足骨折与脱位 ……… 130
　一、解剖学特点 ………………… 130
　二、影像学评估与骨折分型 ……… 131
　三、术前计划 …………………… 133
　四、手术操作与技巧 …………… 133
　五、常见并发症 ………………… 134
　六、典型病例与专家点评 ……… 134

第 14 章　前足骨折与脱位 ……… 138
　一、解剖学特点 ………………… 138
　二、影像学评估与骨折分型 ……… 140
　三、术前计划 …………………… 140
　四、手术操作与技巧 …………… 141
　五、常见并发症 ………………… 143
　六、典型病例与专家点评 ……… 143

第 1 章

股骨头骨折与脱位

一、解剖学特点

股骨头呈圆形，约占一圆球的 2/3，其上完全为关节软骨所覆盖，顶部稍后有一小窝，称为股骨头凹，为股骨头韧带附着处，股骨头可由此获得少量血供（图 1-1）。

（一）股骨头、颈的血供来源

供应股骨头、颈的血管主要有旋股内、外侧动脉，闭孔动脉，臀上、下动脉及股深动脉第 1 穿动脉等（图 1-2）。

1. 旋股外侧动脉　在股三角，旋股内、外侧动脉自股深动脉发出，围绕股骨颈基底部，共同组成囊外动脉环。这两条动脉是供应股骨近端的

一级血管，旋股内侧动脉组成囊外动脉环的内侧、后侧和外侧部，旋股外侧动脉组成囊外动脉环的前部，此环仅有 1/10 的人是完整的。

2. 旋股内侧动脉　起自股深动脉的内侧或后侧，也有时起自股动脉。旋股内侧动脉先向后行于髂腰肌、耻骨肌之间，然后位于内侧关节囊与闭孔外肌之间，发出内侧颈升动脉（下支持带动脉、内侧干骺动脉）和至闭孔外肌的肌支。在囊外动脉环的外侧部，旋股内侧动脉的终支延续为外侧颈升动脉，行于关节囊后面附近，在闭孔外肌肌腱浅面，斜行经过转子窝。外侧颈升动脉供应股骨头、颈和大转子，是一条很重要的动脉，在 3～10 岁儿童尤其如此。

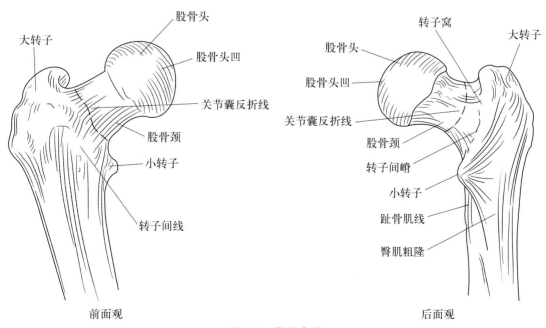

前面观　　　　　　　　后面观

图 1-1　股骨上端

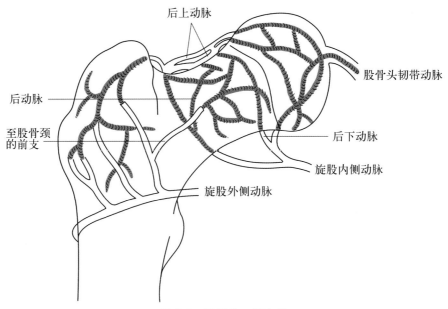

图 1-2 股骨头、颈血供

3. 闭孔动脉　闭孔动脉经过闭孔沟后，位于闭孔外肌的深面，其分支在肌肉的附着处形成一血管环。在髋臼窝，有丰富分支分布于脂肪、滑膜及髋臼，进入股骨头韧带内的动脉仅为闭孔动脉髋臼支的一个终支。

4. 臀上动脉　供应髋臼的上部、纤维性关节囊上部及大转子的一部分。

5. 臀下动脉　在梨状肌之下及坐骨神经内侧，除了发出众多大的分支至臀大肌外，还向后发出两个主支至髋关节的深部结构。

6. 股深动脉第 1 穿动脉　第 1 穿动脉自股深动脉发出，穿过大收肌的上部，位于臀大肌附着点之下，由于第 1 穿动脉升支的大转子支与旋股内侧动脉深支、旋股外侧动脉横支及臀下动脉分支之间有恒定丰富的吻合，可以该血管为蒂切取大转子骨瓣，对股骨上段骨缺损进行修复。

（二）股骨头不同发育阶段的血供变化

1957 年 Trueta 对生长发育期股骨头的血供进行研究，分为 5 个阶段（图 1-3）。

1. 出生时　血管至股骨头的外侧，水平方向朝内，其他至骨化的骨干，有时可见头凹动脉。

2. 幼儿期（4 个月至 4 岁）　股骨头骨骺的血供，一部分来自干骺动脉，越过骺软骨板处，但外侧骨骺动脉也很重要。此时头凹动脉并不参与股骨头的血供，出生时出现者也会短时间内消失，出生后 4 个月相当于股骨头骨化中心出现时期，骨骺的血供不由其供给。

3. 中间期（4 ～ 7 岁）　因被骺软骨板所阻，来自干骺的血供减少，甚至可以忽略不计。此时外侧骨骺动脉为唯一来源，位于股骨头的后外侧。头凹动脉仍未参加。

4. 少年前期（7 ～ 10 岁）　头凹动脉伸入股骨头骨骺，与外侧骨骺动脉相吻合，干骺动脉仍不供应。

5. 少年期（10 ～ 17 岁）　17 岁左右骨骺愈合，此时股骨头及颈即具有成人 3 组血供来源。

股骨头韧带动脉或头凹动脉发自闭孔动脉或旋股内侧动脉，或同时起自二者，在髋臼横韧带下沿股骨头韧带至股骨头。股骨头韧带内均有头凹动脉，但大小不同。各学者对此动脉是否供应骨化中心及在成人是否供应股骨头存在不同看法。Trueta 认为，在供应股骨头的 3 组动脉中，从出生到 3 ～ 4 岁，股骨头韧带动脉不参与股骨头的营养；4 岁后干骺血管重要性减少，最后消失，而股骨头韧带动脉亦尚未参与，唯一血供为外侧骨骺动脉；8 ～ 9 岁时股骨头韧带动脉参与供应，但骨骺的血流仍被阻止；最后在青春期，干骺动脉活跃，骺板愈合，遂具有成人的血供。

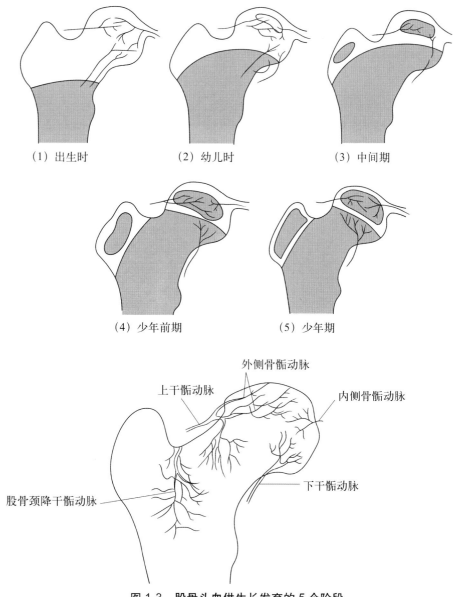

（1）出生时　　　　　　（2）幼儿时　　　　　　（3）中间期

（4）少年前期　　　　　　（5）少年期

图 1-3　股骨头血供生长发育的 5 个阶段

二、影像学评估与骨折分型

（一）不同投照下骨盆 X 线表现

1. 正位片　常规检查，了解骨折的部位、形态及移位程度，可显示：①髂耻线，代表前柱内缘；②髂坐线，代表后柱；③泪点线；④臼顶线，代表髋臼负重区；⑤前唇线，代表髋臼前壁；⑥后唇线，代表髋臼后壁。

2. 髂骨斜位片　骨盆向患侧倾斜 45°投照，可清楚显示：①髋臼后柱；②髋臼前唇。

3. 闭孔斜位片　骨盆向健侧倾斜 45°投照，可清楚显示：①髋臼前柱；②髋臼后唇。

根据不同投照方向，可清楚显示髋的各邻近结构，以观察其完整性是否遭受破坏（图 1-4）。

（二）骨盆 CT 检查

可更加清晰地显示骨折的部位、形态及移位程度、方向，了解股骨头脱位情况。

（三）骨折分型

股骨头骨折按 Pipkin 分型法可分为 4 型（图 1-5）。

Ⅰ型：髋关节脱位合并圆韧带止点下内侧的骨折。

Ⅱ型：髋关节脱位合并圆韧带止点上外侧的骨折。

Ⅲ型：Ⅰ型或Ⅱ型合并股骨颈骨折。

Ⅳ型：Ⅰ型或Ⅱ型合并髋臼骨折。

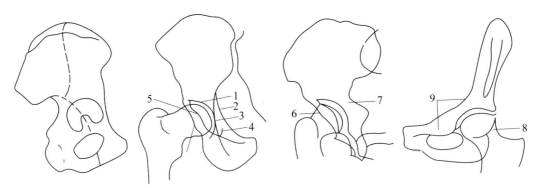

图 1-4　不同投照方向下髋臼 X 线表现

1.白顶线；2.髂耻线；3.髂坐线；4.泪点线；5.前唇线；6.后唇线；7.后柱线；8.后唇线；9.前柱线

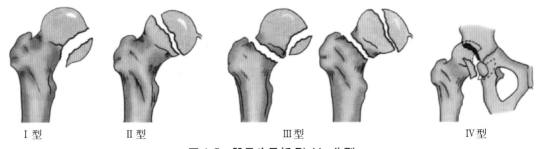

Ⅰ型　　　Ⅱ型　　　Ⅲ型　　　Ⅳ型

图 1-5　股骨头骨折 Pipkin 分型

三、术 前 计 划

凡髋部骨折脱位的患者都应仔细查看 X 线片，确定有无股骨头骨折，以免误诊。如诊断有困难，可进行 CT 扫描。

圆韧带止点下内侧的 Ⅰ 型骨折，骨折片小，脱位复位后对位好，可行皮牵引 6 周，随后逐步进行功能锻炼，3 个月后负重行走。如有活动痛，恢复行走困难，应做单纯骨折片切除。Ⅱ 型或骨折片较大的 Ⅰ 型骨折，复位固定困难，应及时切开复位，以多枚拉力螺钉或可吸收螺钉固定。Ⅲ 型需同时用 2 枚较长的骨松质螺钉固定股骨颈骨折。对于切开复位内固定失败，或 55 ～ 70 岁老年患者，可行全髋置换；70 岁以上患者行人工股骨头置换，以选用双极型假体为宜。Ⅳ 型骨折需先行后路髋臼骨折复位固定，再行股骨头骨折的复位与固定。

原则上，如果需要手术治疗，Ⅰ、Ⅱ 型骨折可采取前外侧或外侧切口入路；Ⅲ 型骨折宜采取外侧入路；Ⅳ 型骨折宜采用后外侧入路。

四、手术操作与技巧

（一）股骨头骨折切开复位、拉力螺钉或可吸收螺钉固定术

【术前准备】常规摄双髋正位 X 线片。参照健侧股骨头测量所需直径 4.5mm 骨松质螺钉长度，减去 10% ～ 15% 为实际所需长度。螺钉杆长应超过进钉侧骨片 3 ～ 4mm。挑选不同长度螺钉 4 ～ 5 枚以便术中择用。如无骨松质螺钉，亦可使用骨皮质螺钉或可吸收螺钉。

【麻醉】硬膜外阻滞或全身麻醉。

【体位】侧卧位或仰卧位，髋部垫高。做后侧切口时选健侧侧卧位，患肢游离。

【操作步骤】

（1）切口：可选髋关节前外侧（Smith-Petersen）切口或后外侧（Gibson）切口（图 1-6），Ⅳ 型骨折以后侧切口（图 1-7）为宜；或采用直接外侧入路（Hardinge 入路），或前内侧入路（因股骨头骨折很少用到该入路，具体操作步骤见相关章节）。

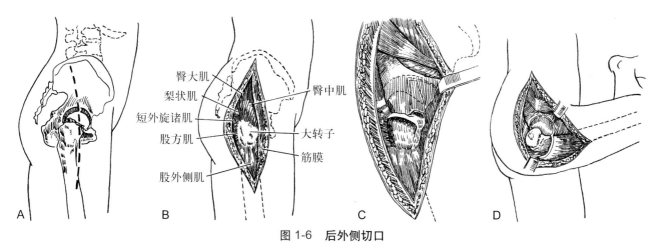

图 1-6　后外侧切口

A. 后外侧切口；B. 已牵开前、后肌群，显露大转子及附着其上的诸肌；C. 在靠近股骨大转子的附着处切断臀中、小肌并牵开（图中已标出关节囊的切开处）；D. 屈曲、内收和外旋大腿，使髋关节脱位

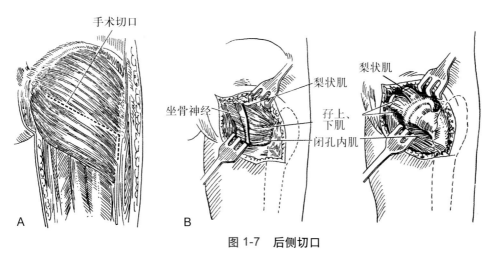

图 1-7　后侧切口

A. 臀大肌已分开，并向两侧牵开，显露其下深部组织；B. 将梨状肌，孖上、下肌及闭孔内肌的肌止点切断，并将其向内侧牵开显露股骨颈后面及髋关节

（2）手术：显露髋关节，如股骨头复位困难可选择大粗隆截骨（图 1-8），在脱位的情况下，取出游离骨折片。复位后以 1 ～ 2 枚克氏针固定，再于游离骨折片内下方选择合适位置，以直径 4.5mm 钻头在游离骨折片上钻孔，取适当长度直径 4.5mm 骨松质螺钉或骨皮质螺钉或可吸收螺钉，经游离骨片滑动孔道拧入股骨头内，至骨折间隙消失，断面稍有嵌插，将螺钉帽埋在关节软骨面下（图 1-9）。取出克氏针，将股骨头整复入髋臼内。克氏针张力带固定大粗隆截骨处（图 1-10）。逐层缝合，放置 1 根引流管，接负压引流。如股骨头骨质坚硬，拧钉困难，可用 3.2mm 或 3.0mm 钻头钻入股骨头，再拧钉。必要时加用直径 4.5mm 丝锥攻丝。

附：直接外侧入路（Hardinge 入路）

体位：健侧卧位。

切口：通过大转子中点，近段向后上方延长，远段沿股骨干前缘延长。

沿皮肤切口切开髂胫束后，纵向切开臀中肌肌腱，使其在大转子近端向前翻转，并向下延伸切开股外侧肌。将股外侧肌和臀中肌前半部分一并向前牵开。

剥离臀小肌止点，显露并切开髋关节囊，外旋内收患肢使髋关节脱位。术毕时需缝合臀小肌止点，将臀中肌 - 股外侧肌前半部分与其后半部分做侧侧缝合，然后逐层关闭切口。

【术后处理】皮牵引 2 ～ 3 周。术后即可做股四头肌收缩及足趾伸屈活动，1 ～ 2 周活动髋膝关节，2周后可用功能练习器做持续被动功能锻炼。6周后可拄双拐下床，3个月后可逐渐负重。

（二）合并股骨颈和（或）髋臼骨折切开复位、拉力螺钉固定术

股骨头骨折复位固定如前述。整复股骨颈骨折，以2～3枚克氏针经股骨大转子下打入股骨头，取4.5mm钻头经转子下适当部位骨皮质向股骨头颈钻两孔。用丝锥攻丝后拧入直径6.5mm或7.3mm半螺纹骨松质螺钉，至股骨头内距关节面1.0～1.5cm处。髋臼骨折位于负重部，且分离＞3mm，则应以拉力螺钉固定。髋臼后壁骨折者，需将后壁骨折块解剖复位，重建钢板内固定。髋臼修复完整后将股骨头整复（图1-11）。术后处理同前。

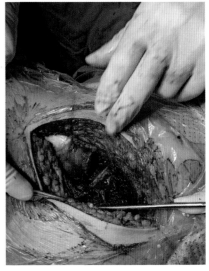

图1-8　股骨大粗隆截骨以利于复位操作

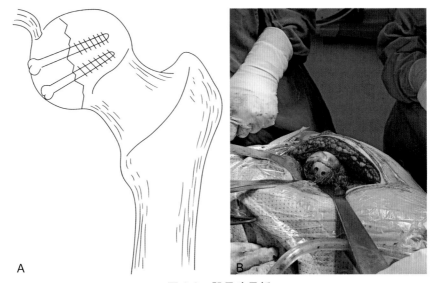

A

B

图1-9　股骨头骨折

A.股骨头Ⅱ型骨折，用2枚骨松质拉力螺钉固定；B.股骨头Ⅰ型骨折，用3枚可吸收螺钉固定

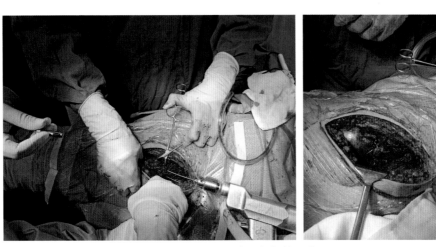

图1-10　股骨头骨折复位固定

A.大粗隆截骨处克氏针张力带固定复位；B.张力带固定后

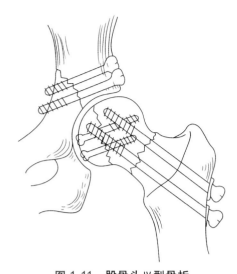

图 1-11　股骨头Ⅳ型骨折
股骨头、颈及髋臼骨折，分别以骨松质拉力螺钉固定

五、常见并发症

（一）髋关节粘连、僵硬、功能受限

1. 原因　①脱位及开放复位过程中，髋关节周围软组织被损伤或切开，局部产生瘢痕；②关节腔因为开放而积血，术后产生纤维粘连，特别是当髋臼与股骨头软骨面破坏时，纤维粘连可进一步发展为骨性粘连，进而形成髋关节粘连、僵硬、功能受限；③关节内有游离体未取出。

2. 防治　在治疗上，①对纤维粘连可进行理疗或其他对症处理，如功能锻炼等。极少数情况可考虑在全身麻醉或硬膜外阻滞下行手法松解，必要时可行髋关节镜下松解粘连、取出关节内游离体；②对骨性粘连、关节僵硬者可视情况处理，理疗及药物可消除疼痛与不适；若疼痛明显，可考虑行髋关节融合术或成形术。在预防上，①复位后若行克氏针固定，应避免损伤股骨头的关节软骨面；②为防止粘连，可于术毕在关节腔内置入防粘连药物；③对于关节囊的修复要可靠，为防止血肿形成，术毕常规放置引流管 24～48h；④开放复位术后克氏针拔除不应迟于 4 周，术后 3～4 周当软组织已完全愈合后，应积极开展有序的功能锻炼。预防的关键在于操作时尽可能减轻损伤。

（二）创伤性髋关节炎

1. 原因　①骨折脱位暴力及开放复位时对关节软骨面产生损伤；②关节面损伤有缺损、复位不平整，从而使其遭受异常的磨损和破坏；③经常采取某种特定姿势，或重度肥胖，或截肢后单侧肢体承重等，均可造成积累性损伤，导致相应关节的关节面过度磨损和破坏。

2. 防治　在治疗上，①可采取理疗、药物治疗、功能锻炼等方法减缓症状；②对于关节内游离体边缘骨刺比较明显，但关节负重面尚比较完整的病例，可进行关节清理术；③对于疼痛严重，关节破坏严重的老年人，可进行人工关节置换术。预防的关键在于尽可能轻柔操作，减少手术副损伤，保护关节软骨。

（三）神经损伤

1. 原因　①行前外侧切口时可发生股外侧皮神经损伤，个别情况可发生股神经损伤；②行后外侧切口时可发生坐骨神经损伤。

2. 防治　在治疗上，①先行对症处理，给予理疗、电针刺激、促神经营养药物，观察 3 个月以上若未恢复，可行神经探查、瘢痕松解术；②若术中发现神经断裂，应立即进行吻合修复，术毕采取相应措施，以利神经恢复。为预防神经断裂，选择切口入路时应特别注意切口入路局部的解剖结构，逐层进入、仔细止血，切忌在神经走行部位用电刀或电凝进行切割或止血等。

（四）股骨头缺血坏死

1. 原因　①发生脱位时暴力大，关节囊广泛损伤，加上切开复位时过多切开或剥离关节囊，使股骨头血供严重受损；②关节脱位为陈旧性或脱位时间超过 24h，股骨头的供血管发生血栓；③合并有股骨头或股骨颈骨折的脱位。

2. 防治　在治疗上，①手法复位失败后应尽早行手术切开复位。切开复位过程中若非必要，千万注意避免过多剥离关节囊，且复位后要尽可能修复关节囊；②对于伴有股骨颈骨折、估计术后股骨头坏死不可避免者，宜采取全髋关节置换术或其他相应手术；③若有股骨头坏死征象，可行理疗、给予改善血供药物、禁止负重及适当制动等处理，以期恢复血供；④对于已发生股骨头缺血坏死，经理疗、改善血供药物等治疗后仍无恢复者，可考虑行人工全髋或股骨头置换术。预防的重点在于：①尽早进行关节复位，复位过程中操作应轻柔，防止过多损伤关节囊；②早期发现、早期处理，术后宜定期复查追踪，时间宜在6个月至1年，以利尽早发现；③伴有股骨颈骨折者复位及固定后宜避免过早负重，需待骨折完全愈合后方可负重，可长期服用舒筋活血中成药以改善血供，防止骨折愈合后再坏死的发生。

（五）髋关节周围骨化性肌炎

1. 原因 局部软组织挫伤后加上手术切割，发生软组织内的血肿异位钙化或软组织内骨细胞种植后骨化而引起。

2. 防治 防止其发展较困难，可给予低钙饮食、激素等治疗，辅以蜡疗；若骨化已经成熟，或明显影响关节功能，则可行异位骨化块切除手术，术毕于局部放置醋酸泼尼松龙等，对防止再骨化有一定意义。预防是关键，操作过程中尽可能减少创伤，同时注意清除在软组织内散落的骨碎屑组织。

（六）下肢深静脉血栓及肺栓塞

1. 原因 ①老年人血液处于高凝状态；②外伤及手术使组织中凝血因子释放；③长期制动使血流缓慢。

2. 防治 予以抗凝、溶栓，静脉给予肝素化。如出现肺栓塞，应立即吸氧、给予哌替啶镇痛及镇静，同时予以抗凝及溶栓，必要时手术取栓。预防措施：①患肢肌肉行主动收缩及被动活动训练并辅以按摩，促进静脉回流；②术前积极纠正脱水及酸中毒，稀释血液，术后不用止血剂，每日输注低分子右旋糖酐500～1000ml，适当口服丹参片、双嘧达莫及非甾体药物。

（七）骨折不连接

1. 原因 ①引起髋部骨折脱位的致伤暴力强大，导致髋关节软组织及血供广泛损伤；②髋部骨折脱位后，处理时间延迟，尤其在伤后24h内得不到合理处理者，并发骨折不连接的可能性明显增加；③股骨头及股骨颈骨折后，仅靠髓内骨痂相连，因缺乏外骨痂形成，骨折愈合时间长。

2. 防治 对于髋部骨折脱位患者，应在积极改善一般情况下尽早复位，予以合理而牢固的内固定。如出现骨不连，可再次行内固定手术，同时植骨，延迟负重。

（八）股骨头复位障碍

1. 原因 ①关节囊破裂处与股骨头、股骨颈广泛粘连；②髋臼被骨痂及纤维组织充填；③关节周围肌肉及血管神经挛缩。多见于陈旧性髋关节脱位。

2. 防治 对陈旧性髋关节骨折脱位，因股骨广泛骨质疏松，术中不可强行复位，以免造成医源性骨折。切开复位前应予以大重量和足够时间牵引，以松解挛缩软组织。术中彻底松解粘连及挛缩组织。对疑有髋关节脱位骨折者，应常规行髋部X线片和CT检查，如当地医疗条件较差，无法进行髋关节骨折脱位的治疗，应尽快转上级医疗单位，可先纠正髋关节脱位，再行髋臼骨折整复手术。

（九）血肿形成及伤口感染

1. 原因 ①择期手术对皮肤消毒不严，术中没有严格遵循无菌操作原则；②伤口未及时进行敷料更换和妥善护理；③术中止血不彻底，术后引流不畅而在局部形成血肿；④大型手术造成机体抵抗力降低，尤其是创伤后3～4d是免疫力最低下的时期，此时进行手术更易发生感染。此外，年老体弱、月经期、免疫抑制治疗期间（如使用糖皮质激素或抗肿瘤药物等）均易发生感染；⑤手术切口部位或附近感染灶存在，或身体其他部位存在感染灶；⑥术后未合理使用有效抗生素。

2. 防治 在治疗上，①彻底清除感染源，清除血肿或坏死组织；②合理使用广谱、有效的抗生素；③增强身体抵抗力，适当进行营养补充。预防重点：①手术严格遵照无菌操作原则；②术中彻底止血，妥善引流，防止发生血肿；③使用内固定材料或内置物时一定要严格消毒后再使用；④对手术切口进行良好护理，敷料渗湿后及时更换；⑤彻底根除感染源，身体其他部位或手术切口部位存在感染灶时要先妥善处理后再手术；⑥术前适时对机体进行营养补充，增强机体抵抗力，避开免疫低下期手术；⑦术前和术中宜预防性使用敏感抗生素。

六、典型病例与专家点评

[**病例1**] 黄某，男，29岁，车祸伤，由"120"救护车送至院急诊科，X线片示左股骨头骨折伴脱位（Ⅰ型），给予左股骨髁骨牵引2d无法复位，完善相关检查后行左大粗隆截骨克氏针张力带固

定＋股骨头复位可吸收螺钉内固定术（图 1-12、图 1-13）。

★专家点评：该患者 X 线片及 CT 显示髋关节脱位合并圆韧带止点下内侧骨折，按照 Pipkin 分型属于 Ⅰ 型骨折。对于 Ⅰ 型骨折，应首先行手法复位或牵引复位，如果复位后骨折对位满意，可采用皮牵引方式非手术治疗。如果复位困难，应及时行切开复位内固定。

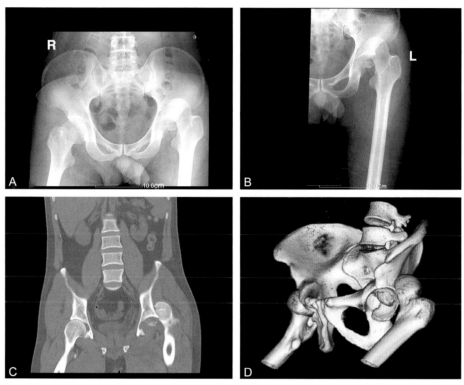

图 1-12　病例 1 患者术前 X 线片（A、B）及 CT 扫描＋三维重建（C、D）

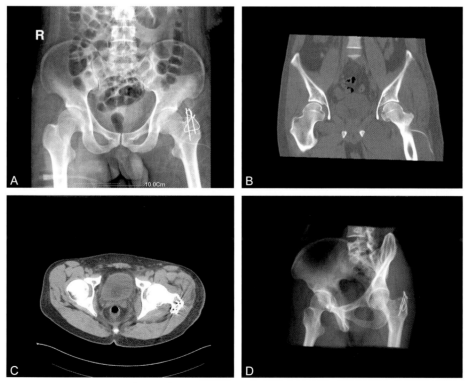

图 1-13　病例 1 患者术后 X 线片（A）及 CT 扫描（B～D）

[病例2]　杨某，男，23岁。高处坠落致左髋部疼痛6h入院。X线片示左股骨头骨折伴脱位（Ⅰ型），完善相关检查后行左侧骨盆/股骨外固定支架术（图1-14、图1-15）。

　　★专家点评：该患者X线片及CT显示股骨头骨折片位于圆韧带止点下内侧，按照Pipkin分型属于Ⅰ型骨折。由于术前CT显示骨折对位良好，可采取保守治疗（非切开手术治疗）。治疗方法主要是行皮牵引6周，随后进行功能锻炼。该例患者采用外固定支架术，对于个别不接受皮牵引患者不失为一种可供选择的方法，但外固定支架术也会带来一些相应的并发症及风险。

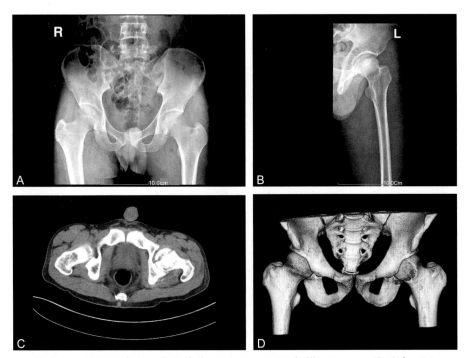

图1-14　病例2患者术前X线片（A、B）及CT扫描（C）＋三维重建（D）

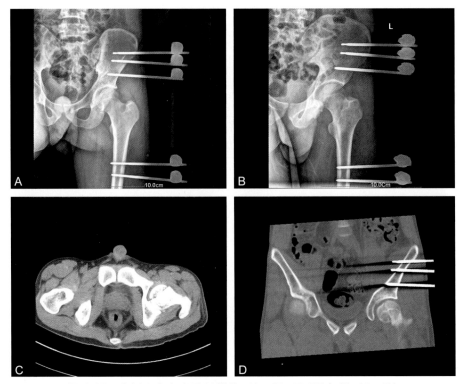

图1-15　病例2患者术后X线片（A、B）及CT扫描（C、D）

[病例 3]　李某，男，46 岁。高处坠落伤致左髋部肿痛、无法站立 6h 入院。X 线片示左股骨头粉碎性骨折伴股骨颈骨折脱位（Ⅲ型），入院完善检查后行股骨头复位可吸收螺钉内固定＋髋部钉板系统内固定术（图 1-16、图 1-17）。

★专家点评：该患者在股骨头骨折的同时伴有股骨颈基底部骨折，部分骨折线累及粗隆部。可见受伤暴力比较强，属于比较复杂的骨折类型，按股骨头骨折分型应属Ⅲ型。对于此型骨折，应采用切开复位内固定，具体手术方案可能每个病例不完全一致，要根据具体情况灵活掌握。对于这类高能量伤病例，发生股骨头坏死概率比较高，如果二期出现股骨头坏死，再做相应处理也可以。对于 55 岁以上的老年患者，可考虑一期髋关节置换。

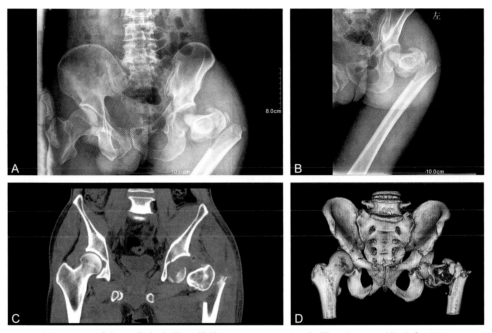

图 1-16　病例 3 患者术前 X 线片（A、B）及 CT 扫描（C）＋三维重建（D）

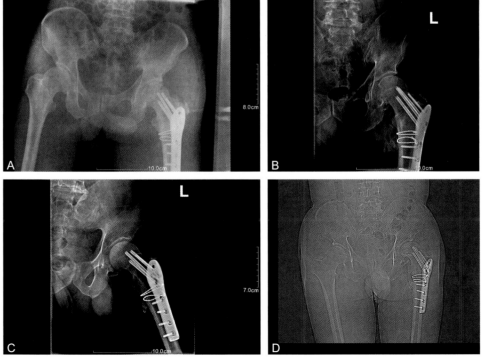

图 1-17　病例 3 患者术后 X 线片（A ～ D）

[病例4] 熊某,男,35岁。车祸致右髋部疼痛、无法站立行走2h入院。门诊行X线片、CT扫描示右股骨头骨折伴髋臼骨折脱位(Ⅳ型),完善术前检查后于麻醉下后外侧入路行切开复位右股骨头可吸收螺钉内固定+髋臼骨折复位内固定术(图1-18、图1-19)。

★专家点评:该患者为股骨头骨折合并髋臼骨折,按照Pipkin分型属于Ⅳ型,对于这一型骨折,应兼顾股骨头骨折及髋臼骨折的治疗原则,即解剖复位股骨头骨折、髋臼骨折十分重要。该病例采用切开复位右股骨头可吸收螺钉内固定+髋臼骨折复位内固定,复位良好,固定可靠,预估会获得比较满意的后期功能。

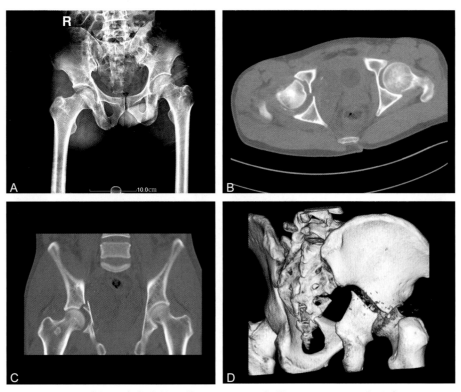

图1-18 病例4患者术前X线(A)及CT扫描(B、C)+三维重建(D)

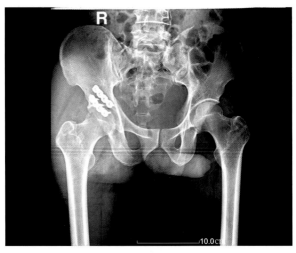

图1-19 病例4患者术后X线片

(章 莹 张 宇 王新宇)

参 考 文 献

陈志伟，梁先勇，伍俊星，等 . 2015. Pipkin 骨折中髋臼盂唇损伤的诊断及治疗 [J]. 中国修复重建外科杂志，29(1)：14-18.

郭世绂 . 2000. 骨科临床解剖学 [M]. 济南：山东科学技术出版社 .

何爱咏，王万春，吕国华 . 2003. 骨科治疗方法选择与并发症防治 [M]. 北京：人民军医出版社 .

蒋煜青，黄健，郭伟康，等 . 2017. 改良 Smith-Peterson 和 Hardinge 入路治疗 Pipkin Ⅰ 型及 Ⅱ 型股骨头骨折的病例对照研究 [J]. 中国骨伤，30(7)：616-621.

朱通伯，戴尅戎 . 2001. 骨科手术学 [M]. 2 版 . 北京：人民卫生出版社 .

Brinker M R. 2018. 创伤骨科学精要 [M]. 章莹，夏虹，尹庆水，等译 . 2 版 . 北京：科学出版社 .

Hu L Y, Jia Q Y, Yu Y, et al. 2016. Clinical effects of internal fixation with Herbert screws for the treatment of Pipkin femoral head fractures[J]. Zhongguo Gu Shang, 29(2): 162-166.

Maluta T, Micheloni G M, Sandri A, et al. 2016. Rotational osteoplasty and bioabsorbable polylactate pin fixation in Pipkin type Ⅱ fracture with acute osteochondral defect: a case report[J]. Acta Biomed, 87(Suppl 1): 116-121.

Ricci W M, McAndrew C M, Miller A N, et al. 2018. Open Reduction and Internal Fixation of the Femoral Head via the Smith-Petersen Approach[J].Journal of Orthopaedic Trauma, 32(Suppl 1): S16-S17.

Stirma G A, Uliana C S, Valenza W R, et al. 2018. Surgical treatment of femoral head fractures through previously controlled hip luxation: four case series and literature review[J]. Rev Bras Ortop, 53(3): 337-341.

Tosounidis T, Aderinto J, Giannoudis P V. 2017. Pipkin type- Ⅲ fractures of the femoral head: Fix it or replace it Injury[J], 48(11): 2375-2378.

Yu X, Pang Q J, Chen X J. 2017. Clinical results of femoral head fracture-dislocation treated according to the Pipkin classification[J]. Pak J Med Sci, 33(3): 650-653.

第2章

股骨颈骨折

一、解剖学特点

（一）股骨颈干角

冠状位上股骨颈长轴与股骨干纵轴之间形成的角度称为股骨颈干角，又称内倾角，正常值在 110°～140°，男性平均为 132°，女性平均为 127°，儿童的股骨颈干角一般大于成年人。股骨颈干角异常将会改变髋关节轴位的力学关系，当出现髋外翻（股骨颈干角＞140°）时，关节压应力较正常髋关节大，剪应力降低或消失，抗压力骨小梁增多，抗张力骨小梁减少；当出现髋内翻（股骨颈干角＜110°）时，关节压应力较小，但受到较大的弯矩，抗张力骨小梁增多，抗压力骨小梁减少。与此同时，股骨颈承受着较大的压应力、张应力及相当大的剪应力，这些不同的应力作用造成髋关节不同的骨结构变化。抗压力骨小梁和抗张力骨小梁成 60°交叉，Ward 三角位于两组骨小梁间区，此区承受力最小，骨小梁数量也最少。

（二）股骨前倾角

轴位上股骨颈所在平面与股骨内外侧髁后髁连线的夹角称为股骨前倾角，正常为 10°～12°（图 2-1）。

（三）股骨头血供

股骨近端的血供有三大组：①位于股骨颈基底部的囊外动脉环；②股骨颈表面的动脉环颈升支；③圆韧带动脉。囊外动脉环由后侧的旋股内侧动脉的一个较大分支和前侧的旋股外侧动脉的一支组成；股骨颈动脉升支或支持带动脉沿股骨颈表面上行，分为前、后、内、外组；外侧组的血管最为重要。这些血管紧贴股骨颈表面，股骨颈骨折时最易遭受损伤。股骨颈动脉升支行至股骨头的关节缘时，形成了第 2 个不是很明显的血管环，即滑膜下囊内动脉环，起于该血管环且行于股骨头内的血管被称为骨骺动脉，其中供应股骨头外侧负重部位的骺外侧动脉最为重要（图 2-2）。骨骺血管尚有下干骺血管和圆韧带血管的汇入。

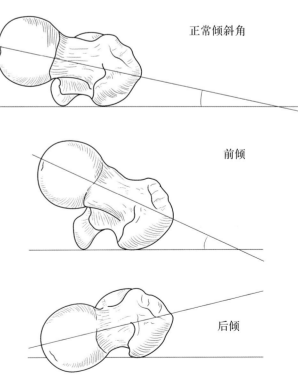

图 2-1　股骨前倾角（正常及异常）

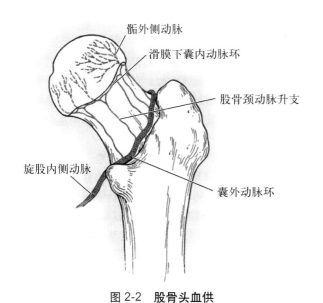

图 2-2　股骨头血供

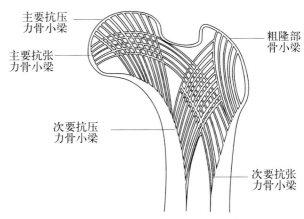

图 2-3　股骨近端骨小梁的分布

主要抗张力骨小梁、粗隆部骨小梁、次要抗压力骨小梁、次要抗张力骨小梁（图 2-3）。

Singh 按骨小梁消失顺序和程度将股骨近端骨小梁变化分为Ⅵ级（图 2-4）。5 组骨小梁均清晰可见者为Ⅵ级；只有次要骨小梁减少而不连续者为Ⅴ级；次要骨小梁消失，主要抗张力骨小梁减少者为Ⅳ级；主要抗张力骨小梁不连续者为Ⅲ级；主要抗压力骨小梁亦减少，而抗张力骨小梁消失者为Ⅱ级；只有少量主要抗压力骨小梁者为Ⅰ级。

二、影像学评估与骨折分型

（一）X 线检查

Singh 指数是 X 线片判断股骨近端骨丢失的半定量形态学指标，1978 年 Singh 提出以 X 线测量股骨近端骨小梁形态以衡量骨的机械强度。股骨近端骨小梁被分为 5 组：主要抗压力骨小梁、

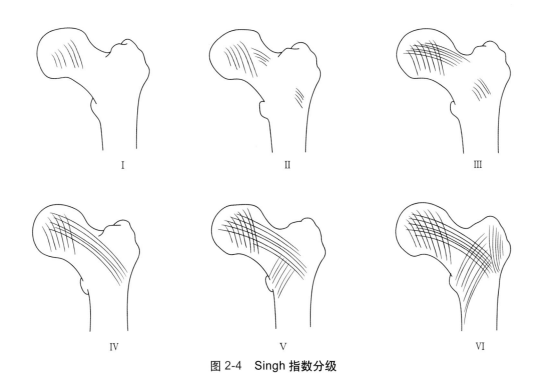

图 2-4　Singh 指数分级

（二）CT 检查

CT 检查如图 2-5 所示。

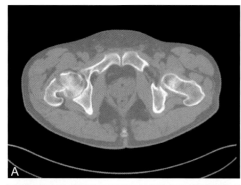

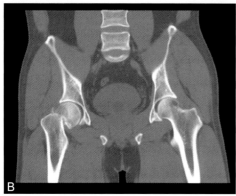

图 2-5　CT 检查

从轴位（A）及冠状位（B）分别显示右股骨颈骨折，可判断股骨颈移位和成角程度

（三）MRI 检查

MRI 检查可用于判断术前股骨头血供。研究发现，骨折移位后的最初 48h 内常规 T_1 和 T_2 加权像未能显示缺血坏死征象，通常骨髓内脂肪细胞坏死发生在骨折后 2 ~ 5d。

（四）骨扫描

骨扫描常用于年轻患者股骨颈张力骨折的术前诊断，也可用于罹患某种骨代谢疾病的老年患者，此类患者常规 X 线检查结果往往正常，骨扫描可明确诊断。术后骨扫描有助于预测股骨颈骨折骨不连和缺血坏死的最终发生率，术后 2 周内骨扫描能判断骨折愈合情况。如果骨核素吸收减少，最终可能出现复位丢失或局部塌陷；而当骨核素吸收正常或增加，一般可顺利愈合。

（五）骨折分型

1. 根据骨折线位置分类（图 2-6）

（1）头下型：骨折线通过股骨头与股骨颈交界处，血供破坏严重，股骨头坏死率高。

（2）头颈型：临床最常见，骨折线经后外侧头颈交界处斜向内下方，骨折线一部分在头下，一部分经颈部，同时内侧常见一三角形骨折块，对血供影响略小于头下型。

（3）颈中型：骨折线通过股骨颈中段，不稳定，易移位，血供破坏小于头下型。

（4）基底型：骨折线经过股骨颈与人转子之间，属于囊外骨折。

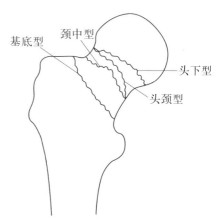

图 2-6　股骨颈骨折线位置分型图

2. 根据骨折的移位程度分类（Garden 分型）　具体根据股骨头与髋臼的抗压力骨小梁作为移位的判断指标（图 2-7）。

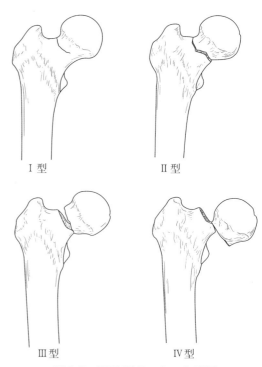

图 2-7　股骨颈 Garden 分型图

Ⅰ度：不完全或外翻骨折。

Ⅱ度：完全骨折但无移位。

Ⅲ度：完全骨折并部分移位，主抗压力骨小梁断裂，股骨头与股骨颈部分接触。

Ⅳ度：完全移位骨折，股骨头与远端骨折块内抗压力骨小梁平行。

3. 根据股骨颈骨折线的方向分类（Pauwels 分型）　根据股骨颈骨折线与两髂嵴连线所构成的角度（Pauwels 角）不同可将股骨颈骨折分为 3 型（图 2-8）。这种分型方法要求摄片时股骨颈必须与投照板平行，但患者因疼痛等，摄拍片时骨盆会发生倾斜，骨折线的方向也会改变，此外，Boyd、George、Salvatore 等学者发现 Pauwels 分型与骨折不愈合率及股骨头缺血坏死率缺乏对应关系，目前该分型已较少应用。

Ⅰ型：骨折线与水平线夹角 < 30°。

Ⅱ型：骨折线与水平线夹角在 30°～ 50°。

Ⅲ型：骨折线与水平线夹角 > 50°。

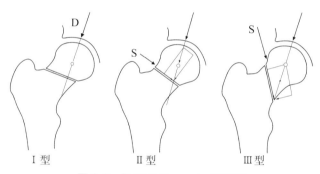

Ⅰ型　　　　Ⅱ型　　　　Ⅲ型

图 2-8　股骨颈 Pauwels 分型图

三、术前计划

（一）手术方式的选择

对于年龄 < 65 岁的患者，首选闭合复位内固定，复位不满意则改用切开复位内固定术。多选用 3 枚 7.3mm 或 6.5mm 的空芯螺钉，对于 Pauwels 角过大或基底型骨折等极度不稳定的患者，可以选择动力髋螺钉，同时辅以空芯螺钉防止旋转。

对于年龄在 65 ～ 75 岁的患者，如骨质尚可，可予以闭合复位内固定术，若骨质疏松，则予以髋关节置换。

有移位的股骨颈骨折患者内固定后常发生骨不连和缺血坏死，故许多外科医师建议对仍有行

走能力的老年人可行一期人工假体置换。全髋关节置换术适用于预期寿命较长、伤前活动良好或合并关节炎等疾病的患者；而预期寿命较短、伤前活动少的患者可行股骨头置换术；患者年龄超过 75 岁，则可行人工股骨头置换术；对于股骨颈骨折后骨不愈合及晚期股骨头缺血坏死，人工关节置换术是一次性终极治疗手段。

人工关节置换术的优点：①允许术后即刻负重，有效预防卧床并发症的发生，但目前使用内固定治疗的患者其活动也比过去积极，甚至允许术后即刻部分负重；②一期髋关节置换术可避免股骨颈骨折骨不连、股骨头缺血坏死的发生，只是目前还未有可信的、完全的能够确定股骨头血供的检查技术，MRI 技术是目前诊断股骨头坏死最可靠的依据；③对于预期寿命有限的患者，该术式可降低患者的再手术率。人工髋关节置换术的缺点：手术创伤大、出血量大、软组织破坏广泛等，而且存在假体松动、关节脱位等风险，特别是假体周围感染，一旦出现，翻修手术更加复杂、难度更大。

现代双极股骨头置换术髋臼磨穿的发生率明显低于单极假体系统，随时间推移及假体磨损，其作用与单动假体趋同。非骨水泥型假体需选择近端多孔结构的假体柄，如果置入无结构的非骨水泥柄，可因缺少生物力学固定而导致大腿的长期疼痛。

（二）手术时机

手术时机在伤后 6 ～ 24h。高龄患者一般体质较差，同时合并高血压、糖尿病、支气管哮喘等慢性疾病，术前卧床时间长，术后常见的并发症有肺部感染、泌尿系统感染、压疮、深静脉血栓等，所以股骨颈骨折老年患者在无明显手术禁忌证情况下，应争取早期手术治疗。长期服用抗凝药物（如氯吡格雷）的患者，术前停药 5 ～ 7d 方可手术；同时以低分子肝素钙替代抗凝，或口服 Xa 因子抑制剂，如利伐沙班，并于术前 12h 停用。

（三）手术目的

恢复股骨颈干角、股骨前倾角及正常的髋关节解剖对位关系，解除疼痛，早期行康复锻炼，髋关节置换患者可早期下床活动，避免卧床并发症。

四、手术操作与技巧

（一）闭合复位内固定术

手术的体位需结合正侧位的透视角度，G 形臂或 C 形臂 X 线机是必要的。患者平卧在牵引床上，患侧肢体伸直位固定，健侧肢体屈髋屈膝外展外旋位，注意保护患者会阴（图 2-9）。

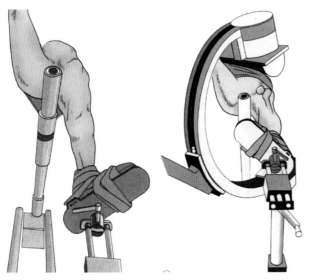

图 2-9　股骨颈骨折闭合复位 X 线机与手术体位的摆放

透视要求前后位需与患者肢体平行，侧位与股骨颈纵轴同处一个平面，并与股骨颈纵轴垂直，即 G 形臂 X 线机水平面需与地面成 10°～30° 倾斜角，同时与下肢轴线成 40°。标准的透视体位其侧位为 C 形臂 X 线机与股骨干长轴成 40°，此时投射角度垂直于股骨颈长轴。如果成角过大，侧位观察时则可能造成上方螺钉深度不够、下方螺钉深度过深；若成角过小，则侧位观察时可能上方螺钉过深而下方螺钉深度不足。

股骨颈骨折复位需根据骨折的移位方向而定，通常此类骨折呈内翻、短缩移位，故需先行纵向牵引，以恢复股骨颈的长度，纠正内翻畸形，然后极度内旋患肢，使髌骨朝向正上方，适当内收，恢复股骨前倾角及股骨颈干角。

复位的满意程度以股骨头获得良好的股骨矩支撑为原则，同时纠正短缩及内翻畸形，轻度的内翻畸形亦可被接受。若正位和侧位可观察到股骨头和股骨颈之间光滑的 S 形曲线，则代表复位满意。Garden 分型对位指数正位 160°、侧位

180°，亦代表复位满意（图 2-10）。骨折复位后的稳定性与股骨颈后外侧的粉碎程度密切相关，如果出现后外侧有效骨性支撑丧失，发生复位失败的可能性及骨折不愈合率就会上升，这也是目前有学者主张对后外侧粉碎性股骨颈骨折行一期植骨的原因。

选择 Watson-Jones 入路方式，自髂前上棘外侧远端 2cm 做弧形切口，通过大转子顶点外侧沿股骨长轴延伸，切开皮肤、皮下，沿阔筋膜张肌后侧切开，将阔筋膜张肌牵向前方，钝性分离臀中肌和阔筋膜张肌间隙，向后牵开臀中肌，切开股外侧肌，显露关节囊。

（二）动力髋螺钉固定

对于股骨颈后外侧粉碎、骨折端缺乏复位后骨性支撑者，动力髋螺钉固定可提供可靠的支持，其头钉可沿套管滑动，对骨折端产生加压作用。Pauwels 角较大的不稳定骨折或基底型骨折可选择动力髋螺钉固定，采用 2 孔的滑动髋螺钉，并在主钉上方置入 1 枚空芯螺钉以防止股骨颈旋转。

术中根据钢板角度确定穿入导针的平面，进针点一般在小转子尖，复位后可于股骨颈前方钻入 1 枚克氏针至股骨头以确定股骨颈方向；选择合适角度的导向器，侧位上进针点位于大转子前中 1/3 处，正位上调整导向器，使导针与股骨颈长轴平行，并置于股骨颈偏下部；钻入导针至软骨下骨，测量导针长度，测量值减去 5mm 以获得主钉长度；钻取骨道，骨质较好者需提前攻丝，拧入头钉，拧入结束时令 T 形把手尾端长轴与钢板长轴平行重合，通过导针插入大转子保护钢板，经钢板于主钉上方置入防旋螺钉固定，股骨钻孔打钉，使钢板贴附于股骨上。

（三）空芯加压螺钉固定

空芯加压螺钉固定可使骨折端获得良好的抗压能力，3 枚螺钉固定有较高的强度及抗旋转能力，操作简单，创伤小，术后可早期床上活动肢体，避免并发症。但对于严重的粉碎性骨折，单纯螺钉固定效果差，可继发骨折移位及髋内翻。

倒三角形置钉是目前公认的最佳的放置方式，可使再骨折的负荷提升 45%。因股骨颈骨折多伴有骨质疏松，螺钉抓持力是有限的，故空芯螺钉应当置于皮质边缘 3mm 以内，以获得最佳把持力。

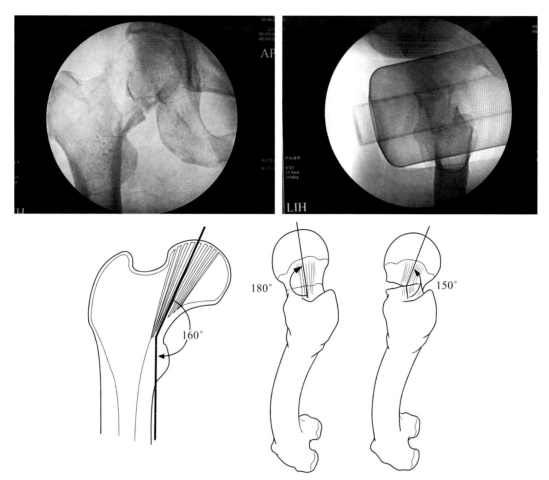

图 2-10　股骨颈骨折闭合复位术中透视下正侧位的正确复位情况及角度

第一根导针的进针点位于小转子平面以上,正位像位于股骨颈下方,侧位像位于股骨颈中线,进针方向平行于股骨颈中线,进针深度至距软骨下骨 5mm 处;应用平行导向器置入第二根导针,正位像位于股骨颈中线,侧位像位于股骨颈后方,平行于第一根导针,同样进针至软骨下骨 5mm 处;第三根导针同理,偏前偏上并平行于前两根导针,整体呈倒"品"字形排列。这种进针方式的优点在于:①下方螺钉可获得股骨颈内侧皮质、股骨头软骨下骨和股骨外侧皮质的三点支撑;②倒"品"字形排列更符合股骨颈横截面的倒三角形结构;③在小转子水平减少螺钉置入,可避免应力集中,降低医源性转子下骨折的发生风险。测深时所得长度减去 5mm,沿导针拧入半螺纹的空芯螺钉,透视确认空芯螺钉螺纹全部经过骨折线,骨质疏松患者可加垫片,防止钉尾拧入骨皮质内。

(四)股骨颈加压锁定板固定

对于年轻股骨颈骨折患者及高龄 Garden Ⅰ、

Ⅱ型股骨颈骨折患者,可应用股骨颈加压锁定板,但必须强调股骨颈骨折端的复位,因为较之空芯钉加压固定,锁定钢板不可能起到完全的加压作用。

按上述入路逐层切开至股外侧肌后,显露大转子外下方,将股骨颈加压锁定板置于股骨大转子下方约 2cm 处。使钢板上指向股骨颈方向的钉孔位于大转子下 1～2cm 处,经骨板向股骨颈方向打入 3 枚空芯导针,正侧位透视下见导针均位于股骨颈内,进针深度至距软骨下骨 5mm 处,空芯钻钻取钉道,测深,拧入空芯加压螺钉,钉尾与骨板锁定,沿骨板远端锁定孔垂直股骨干打入 1 枚锁定螺钉(图 2-11)。

(五)切开复位内固定术

多次闭合复位不满意时应采取切开复位内固定术,切勿强求闭合复位,以免股骨头血供损伤加重,增加股骨头坏死概率。当前多数学者认为切开复位对血供影响不大,其原因是解剖复位有利于血供的恢复。

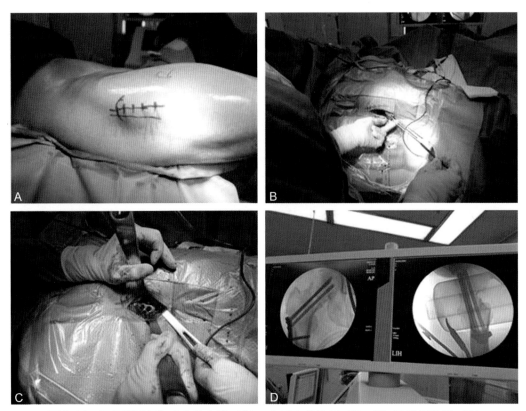

图 2-11　股骨颈骨折闭合复位入路（A）、内固定的位置（B、C）及透视情况（D）

前侧切口或前外侧切口（Watson-Jones 切口）是两种常见的入路方式。若存在股骨颈后外侧粉碎性骨折，应选择后方切口，同时予以植骨，但后方切口有可能损害股骨颈后外侧血供，需谨慎。按上述入路逐层切开皮肤、皮下、阔筋膜张肌及关节囊，显露骨折端，其余操作同闭合复位内固定术。

有关螺钉在股骨头的位置，我们认为，为了避免髋关节内收、外旋时内固定物切割骨组织，术中透视内固定物正位上应偏下，侧位上应偏后，远端内固定物应尽量靠近股骨颈内侧，利用股骨矩来增加内固定的稳定性。但也有学者认为，任何偏心位置的固定都有可能造成股骨头旋转，因此建议正侧位上内固定物均要位于股骨头中心，以利于固定的稳定性。但一致的看法是，内固定物不应放置于股骨头上方，以免破坏血供。

（六）克氏针闭合复位内固定术

由于小儿骨较成人小，以及骨骺线的存在，小儿股骨颈骨折不适于选用空芯加压螺钉。可选择克氏针闭合复位内固定术，根据术中透视可避免损伤骨骺线，术中出血少，手术死亡率及感染

率低。缺点是固定强度可能不足，存在固定针穿出股骨头可能，多针固定时进针过深需放弃此针道，否则易穿出股骨头，而且克氏针固定对骨折端无加压作用。

需要强调的是，多针固定无论采取四边形还是三角形排布，均应相互平行置入，以有效防止骨折端旋转，增加骨折端的稳定性。

（七）人工股骨头置换术

健侧卧位，健侧肢体稍屈髋屈膝，挡板分别置于耻骨联合和骶骨，避免前后倾。使用改良直接外侧入路，患肢伸直位，经股骨大粗隆中线稍偏前侧做纵向直行切口，长 12 ～ 15cm，其中 1/3 位于粗隆近端，2/3 位于粗隆远端，沿切口依次切开皮肤、皮下组织和阔筋膜张肌，切开关节囊，电刀于骨膜下向前内侧剥离，助手辅助外旋患肢，直至显露小粗隆。

改良髋关节外侧入路显露直接，不额外切断其他肌肉组织，显露术野清晰，手术时间短，术中出血量少、创伤小，利于术后早期功能康复训练，异位骨化发生率较低，该入路远期疼痛发生率和疼痛程度也更低，手术操作难度和风险小。

于小转子上方约 1.0cm 截除股骨颈，用取头器一边取出股骨头，一边以电刀靠近髋臼侧切除圆韧带，无论截骨还是取头，都应保护好大转子；患肢屈髋、内收、外旋，尽可能显露髓腔开口；髓腔开口器紧贴大转子内侧开口，髓腔锉由小到大依次插入股骨近端髓腔，注意控制前倾角，再插入时向后外侧用力，保留最大号髓腔锉；选用合适的生物型股骨柄假体，卡尺测量股骨头大小，选择合适股骨头假体，组配试模，取一干净纱块绕过股骨颈假体帮助复位，助手将患肢重新置于手术台上，予以轴向牵引，稍外旋，主刀者以推头器推动股骨头假体，同时另一手牵起纱块协助复位，复位过程中若发现软组织卡压，需将软组织牵至一侧或清除，助手吸净髋臼中的出血，清晰显露术野，根据复位难易程度，适当挑选标准颈、加长颈或短颈，复位后轴向牵引患肢，观察假体和髋臼之间有 0.5cm 的间隙，对比双下肢长度，观察髋关节活动度，检查屈髋 90°、内收髋关节无脱位（图 2-12）。

使用骨水泥型股骨柄假体，术中扩髓后需用吸引器吸净髓腔的骨渣和脂肪，脉冲持续冲洗髓腔，彻底清除残留血液和骨髓，吸净，置入远端髓腔塞，调配骨水泥，与麻醉医师沟通，稍微升高血压，在术者和麻醉医师的监护下，将处于拔丝期的中黏度骨水泥用骨水泥枪缓慢填充，避免过度加压骨水泥，置入股骨柄假体，注意前倾角，削除溢出转子周围多余的水泥，待骨水泥稍凝固后安装股骨头假体，复位髋关节，余同上。

充分止血，彻底清洗术区，碘伏水浸泡 5min，吸净，放置负压引流管，取一半"鸡尾酒"局部注射周围软组织，逐层缝合关节囊、阔筋膜张肌及浅深筋膜和皮肤，留取的另一半"鸡尾酒"沿引流管打入关节腔，无菌敷料覆盖。术后 4h 引流管负压打开。

（八）人工全髋关节置换术

体位及入路同人工股骨头置换术，髋臼拉钩显露髋臼，切除盂唇，清理髋臼内软组织，去除骨赘，予以髋臼锉打磨髋臼至点状出血，术前需观察髋臼厚度，避免过度打磨，试模，必须保持

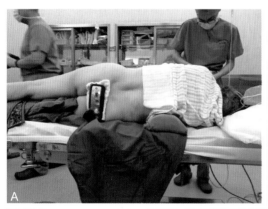
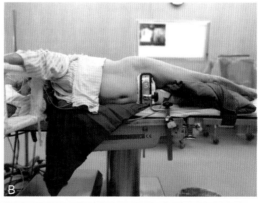
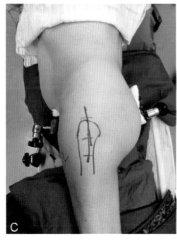
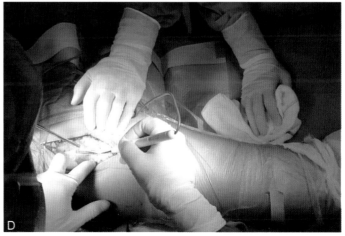

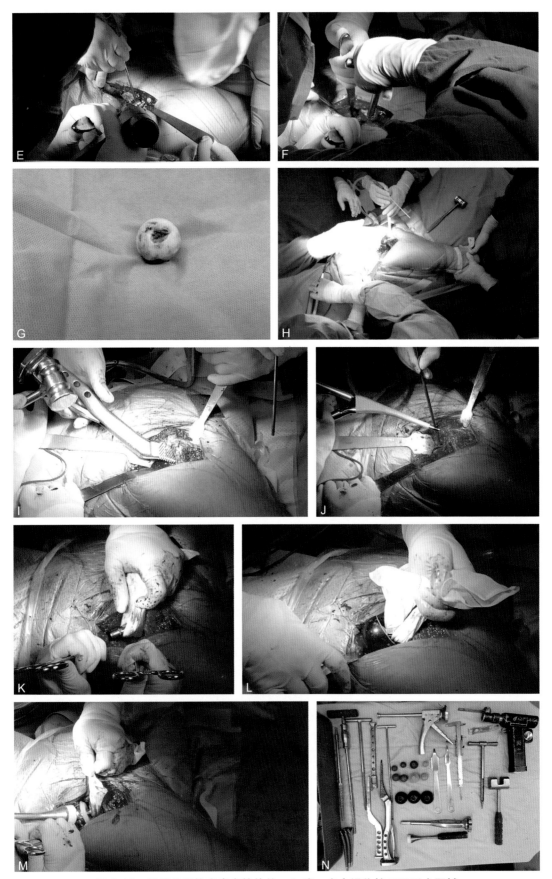

图 2-12　股骨头置换术患者的体位、入路、术中操作情况及手术器械

A、B. 手术体位；C. 切口标记；D. 切开皮肤；E. 截骨；F. 用取头器取股骨头；G. 取出的股骨关；H、I. 显露骨髓腔；J ～ L. 置入假体，安装试模；M. 假体复位；N. 术中使用的手术器械

患者在中立位，无前后倾，安装合适的髋臼假体，假体方向为外展45°、前倾15°，生物型假体需在髋臼安全区（髂前上棘、髂后上棘到髋臼的相交垂线上部）置入1～2枚螺钉加固髋臼假体，安装内衬。股骨近端准备和假体柄的操作和安装与人工股骨头置换术相同。

（九）内侧支撑钢板

目前常用的股骨颈骨折内固定物有一个共同的缺点，即不能提供沿股骨颈内侧的直接支撑，以消除剪切力。近几年内侧支撑钢板（medial buttress plate）理念被提出并逐渐应用于临床，其是在手术中将钢板放置于骨折顶点上夹紧骨折处，不仅可以抵抗剪切力，而且能够将剪切力转化为压应力，增强股骨颈的内侧支撑，可有效预防垂直型不稳定股骨颈骨折常见的内翻塌陷、骨不愈合等并发症（图2-13、图2-14）。

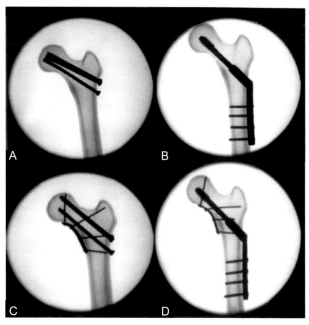

图 2-14 股骨颈内侧支撑钢板位置

A、B. 股骨颈骨折常用内固定方法；C、D. 增加内侧支撑钢板及钢板放置位置

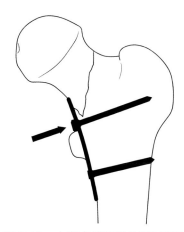

图 2-13 内侧支撑钢板位置示意图

具体方法是，在股骨颈骨折解剖复位、平行置入拉力钉并加压固定后，在股骨颈内侧放置一块3孔或4孔的1/3管型钢板或重建钢板或其他微型钢板，在紧靠骨折尖的下方打入1枚经过双层皮质的防滑螺钉，然后在远、近侧打入第2枚或更多螺钉。有文献报道，内侧支撑钢板在空芯钉及动力髋螺钉固定中可以增加所需应力（83%），空芯钉与动力髋螺钉比较，空芯钉的固定强度较高，其失效所需的应力比动力髋螺钉高26%，内侧支撑钢板可以使失效所需能量增加183%，内置物结构整体强度增加35%。

手术入路采用改良Smith-Peterson入路（新直接前侧入路，图2-15），自髂前上棘内侧及下方

各1.5cm处向远端做一10cm的纵行切口，浅层沿阔筋膜张肌和缝匠肌之间钝性分离，深层间隙位于臀中肌和股直肌之间，根据术野显露情况决定是否切断股直肌，若切断，予以缝线标记，关闭切口前予以缝合，在股骨颈上、下缘和股骨大粗隆处各放置一把Hoffman拉钩，显露股骨近端的前方，关节囊前方行T形或L形切口，下肢外旋可显露小粗隆及股骨颈下内侧（图2-16）。旋股外侧动脉升支有部分位于切口内，需注意保护。此入路保留传统入路显露充分的优点，同时减少对髋部肌肉组织的破坏，利于术后康复，可降低前外侧皮神经损伤的概率。

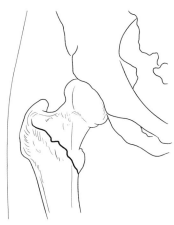

图 2-15 直接前侧入路可便于显露股骨颈内侧

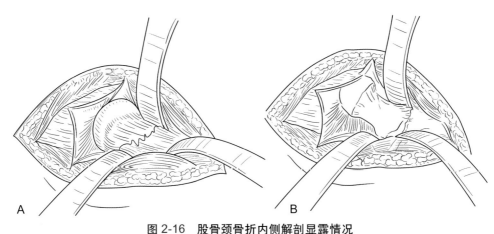

图 2-16　股骨颈骨折内侧解剖显露情况
A. 显露股骨近端前方；B. 下肢外旋显露小粗隆及股骨颈下内侧

五、常见并发症

（一）骨不愈合

1. 表现　骨折端有异常活动、疼痛感，外观可见髋部畸形与大腿肌肉萎缩。股骨颈骨折术后骨不连，因其负重功能丧失，可有跛行步态。

2. 原因　股骨颈血供特点决定了血供容易受骨折影响出现骨不愈合，研究发现切开复位不愈合率高于闭合复位，移位的骨折不愈合率高于无移位的骨折。

3. 防治　若股骨头完整，股骨颈短缩不明显，股骨颈干角基本正常，可考虑植骨术；若股骨颈短缩并内翻畸形，可考虑截骨矫形；若股骨头血供丢失，股骨头形态变扁，可考虑行人工关节置换术。髋关节融合术可缓解疼痛，但因功能丧失，患者术后生活质量降低，故不建议采用。

（二）术后感染

1. 表现　股骨颈骨折术后，特别是髋关节置换术后感染是灾难性的，可发展为迁延不愈。全身表现：可有发热（体温超过 38℃），髋关节局部红肿明显，肤温高，关节疼痛，活动加重，功能障碍，晚期可出现窦道或瘘口，实验室检查示白细胞水平可升高，红细胞沉降率（ESR）>30mm/h，C 反应蛋白（CRP）>10mg/L，可行关节腔穿刺，关节液实验室检查可进一步明确诊断。X 线片可观察到关节间隙变窄，人工股骨头、颈及髋臼周围骨密度进行性下降，出现假体松动迹象，有反应性新骨形成或骨膜反应、骨质疏松或虫蚀样骨溶解。

2. 原因　髋关节置换术后感染大部分由革兰阳性菌引起，急性期常见金黄色葡萄球菌，革兰阴性菌往往见于血源性感染和泌尿道感染，混合性感染一般为窦道开放后病原菌侵袭，真菌性感染少见。据报道，髋关节置换术后感染发生率为 1% ～ 14%。大部分患者合并糖尿病或其他系统感染；髋部手术、会阴部消毒不彻底、手术时间延长、术后软组织各层缝合不紧密而形成血肿、术后换药未严格遵循无菌操作，也是造成感染的因素；如果细菌存在并生长于金属置入物表面，周围形成的生物膜将细菌隔离于机体免疫系统之外，药物无法作用，假体将会成为感染病灶。

3. 防治　及时进行细菌培养和药敏试验，尽早使用抗生素全身或局部治疗。假体松动时需取出假体并旷置，二期行翻修术，但也有部分学者考虑到感染已被控制，术中清创彻底，故建议一期即行翻修术。

（三）股骨头缺血坏死

1. 表现　一般伤后 1 年可出现，2 ～ 3 年为高峰，5 年后下降。早期症状有间歇性疼痛，于站立或行走时明显，休息后减轻，夜间痛，跛行及髋内旋、外展受限，查体可见腹股沟中点压痛，髋关节活动受限，可有畸形。

2. 原因　股骨头缺血坏死的发生与原发损伤和骨折移位程度相关。研究认为，急诊患者早期行轻柔的复位和骨折固定，有可能重新开放一些因扭曲或牵拉而暂时关闭的支持带血管，坚强内固定可使血管的连续性得到重建，因此无移位的股骨颈骨折坏死率较移位的骨折要低，但是，放射学有骨坏死征象不代表功能差，可能需要多年后随访才发现。有学者认为，早期行关节囊内减压可降低骨内压，增加股骨头内脉压，但囊内高压不是造成股骨头缺血坏死的原因，主要还是骨折端移位对血管的破坏造成的。一般认为，Garden 分型对线指数（主抗压力骨小梁与股骨内侧皮质之间的夹角）在 $155°\sim180°$，骨折愈合率较高，缺血坏死发生率低；若 $<150°$ 或 $>185°$，则普遍存在缺血坏死，提示成角及旋转畸形愈合与缺血坏死有关。

3. 防治　对于 Ficat Ⅰ 期、Ⅱ 期患者，予以原内固定取出并股骨头钻孔减压植骨术，可缓解疼痛，去除坏死骨组织，刺激股骨头血管再生，植骨可提供结构性支撑及软骨下骨重建，术后需严格避免负重 $6\sim24$ 个月，定期复查，同时结合抗骨质疏松治疗。股骨头缺血坏死晚期患者建议施行全髋关节置换术。

（四）骨折畸形愈合

骨折畸形愈合主要包括股骨颈短缩、髋内翻及髋外翻。

1. 表现　患肢短缩，跛行，长期可致骨盆倾斜、脊柱侧弯畸形。

2. 原因　股骨颈骨折术后过早下地负重或固定不牢靠等，导致内固定早期松动、不稳、失效，使骨折远端向上移位，未能予以及早处理。

3. 防治　一般采取手术治疗，行截骨矫形内固定并自体骨植骨术。若发现股骨头缺血坏死，则予以髋关节置换术。术前需摄双下肢全长 X 线片，测量健侧下肢长度及患肢短缩长度，术中需使用合适的加长颈纠正患肢的短缩畸形，矫正后的长度与健侧对比不宜过长或过短，范围不超过 2cm。

（五）内固定失效

1. 表现　髋部疼痛，活动时加重或不敢活动，皮肤表面有时可见凸起，为内固定物松脱向外凸出所致，甚至可触及骨摩擦感（图 2-17）。

2. 原因　内固定质量问题所导致的内固定失效比较少见，主要是医源性和患者自身因素。医源性因素主要为错误的骨折治疗理念，对骨折类型的分析欠缺，内固定物材料选择不恰当，手术入路不合适，术中复位不良，操作不当等。术后患肢出现感染、不恰当的功能锻炼、过早下床负重也是导致内固定失效的因素。

3. 防治　术后患者发觉不适感或触摸到皮肤有硬物凸出，应立即就诊拍片明确诊断。内固定失效应手术治疗，取出内固定物，同时行复位再固定。若不及早治疗，可导致骨折端对位对线不良，有发生畸形愈合或再骨折可能，甚至引起内固定物断裂。

（六）关节脱位

1. 表现　髋关节置换术后脱位的发生率仅次于无菌性松动，为 $0.04\%\sim11.00\%$，多于术后 3 个月内发生，以髋关节周围皮肤表面硬性凸起、疼痛伴活动障碍为主要表现。如果伴有感染，在凸起皮肤表面可触及波动感，肤温较高。

2. 原因　文献报道，全髋关节置换术后脱位的发生率约为 10%，其中 25% 为反复和慢性脱位。脱位可分为体位性脱位、软组织失衡性脱位、假体位置不良性脱位。高龄患者因外展肌力差、术后卧床时间长、缺乏锻炼导致软组织松弛或合并

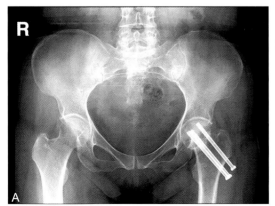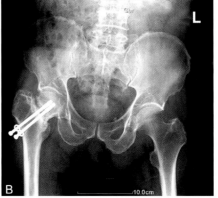

图 2-17　术后内固定松脱失效

癫痫等神经系统疾病,易于发生脱位;女性患者(肌力弱于男性)或术后活动量过大,也容易造成脱位;身材矮的人因偏心距短、力臂小,髋关节更易脱位;肥胖患者髋关节负荷大,容易脱位;既往有髋关节手术史的患者,其关节周围有大量瘢痕形成,软组织张力减低及失衡,如再次行翻修手术,则需对髋关节周围软组织广泛松解,容易造成髋关节不稳定;若有多余的组织或异物(如骨水泥、骨赘)残留,产生杠杆支点作用,亦可造成关节脱位。

3. 防治 侧后方入路虽显露彻底、出血少,但需切断髋部外旋肌群,术后易发生后脱位,术中应尽量减少对外旋肌群的接触,术中髋臼外展角度在 40°～45°,股骨假体前倾角为 10°～15°,既往研究认为,只要髋臼杯假体和股骨侧假体的前倾角之和在(37±12)°以内,就可保证术后肢体满足日常生活活动需要。

六、典型病例与专家点评

[病例 1] 张某,男,37 岁,摔伤致右髋部疼痛伴功能障碍,诊断为右股骨颈骨折(颈中型,Garden Ⅱ度),患者术前 X 线片提示右股骨颈骨折,骨折端对位对线可,移位不明显,股骨头未见明显囊性变等坏死表现,查体双下肢长度基本一致,患者尚处中年,对功能要求高,行锁定加压钢板闭合复位内固定术(图 2-18)。

★专家点评:股骨近端动力锁定板是一种新的内固定装置,在治疗股骨颈骨折方面具有独特的优势。该钢板的设计吸收了拉力螺钉和动力髋螺钉的优点,可提供较好的旋转稳定性,以控制股骨头的塌陷,预防螺钉切出。但目前还需要更多的临床研究来验证其疗效。患者术后不能早期下床负重及行患肢直腿抬高训练,以免因重力及剪切力影响骨折端对合。本例术后随访 6 个月,骨折端骨折线模糊,未见股骨头坏死。

[病例 2] 林某,男,40 岁,摔伤致右下肢疼痛伴活动障碍,诊断右股骨颈骨折(颈中型,Garden Ⅲ度),患者术前 X 线片提示右股骨颈骨折,骨折端对位对线差,部分移位,股骨头与股骨颈部分接触,股骨头未见坏死表现,查体患肢外旋 > 60°,较健侧有短缩,患者尚处中年,对功能要求高,予以 3 枚空芯钉闭合复位内固定术(图 2-19)。

★专家点评:对于中年患者,空芯钉固定是首选,其优势在于费用较低,缺点是后期有发生股骨头坏死的可能,故严禁早期下床负重,术后 6 个月内需定期随访,密切观察,如发生股骨头坏死或内固定松动,需再次手术治疗。该患者术后 2 年返院复查,骨折端愈合良好,股骨头未见塌陷及变性。

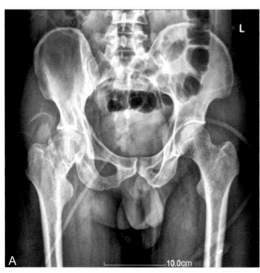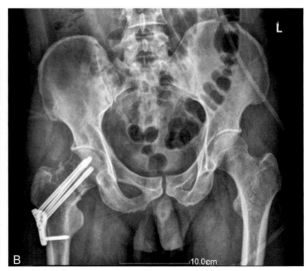

图 2-18 病例 1 锁定加压钢板固定股骨颈骨折

A. 右股骨颈骨折;B. 固定后 X 线片

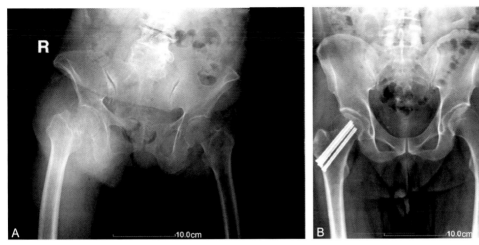

图 2-19　病例 2 股骨颈骨折空芯钉固定
A. 右股骨颈骨折；B. 空芯钉固定术后

[病例 3]　骆某，男，75 岁，摔伤致左髋部疼痛伴活动受限，诊断左股骨颈骨折（基底型，Garden Ⅳ度），术前摄 X 线片提示股骨颈骨折部位移位不明显，为股骨颈基底部骨折，查体双下肢长度基本一致，遂行动力髋螺钉闭合复位固定术（图 2-20）。

★专家点评：动力髋螺钉固定的适应证是 Pauwels 角较大的不稳定型骨折及基底型骨折，主钉上方置入 1 枚空芯螺钉以防止股骨颈旋转。该患者骨质尚可，平日体质可，无其他基础疾病，可采取闭合复位内固定术，术后需行踝泵功能锻炼，定时翻身拍背，避免卧床并发症，禁止早期下床，轮椅助行。对于老年患者，术前宜测定骨密度，若骨质疏松明显，亦可采取关节置换。

[病例 4]　林某，女，10 岁，摔伤致右髋部疼痛伴功能障碍，诊断右股骨颈骨折（颈中型，Garden Ⅳ度），术前摄 X 线片提示右股骨颈骨折，骨折端分离移位明显，同时骨骺线未闭合，予以行 3 枚螺钉闭合复位内固定，内固定不超过骨骺线（图 2-21）。

★专家点评：小儿股骨颈骨折，需严格根据术中透视，避免伤及骨骺线，由于固定深度不足，存在固定强度不够的可能，术后可予以髋关节支具加强固定，患儿父母需密切监护患儿，严禁术后下床活动。该患者术后 8 个月，骨折线已完全模糊，术后随访良好，功能可。

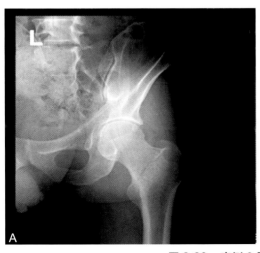
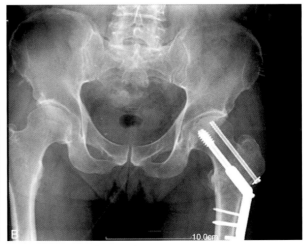

图 2-20　病例 3 股骨颈骨折动力髋螺钉固定
A. 左股骨颈骨折；B. 动力髋螺钉固定术后

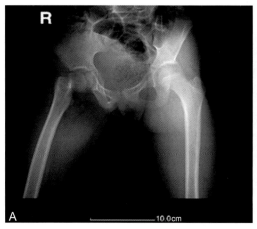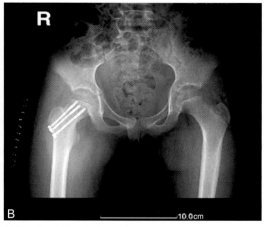

图 2-21　病例 4 小儿股骨颈骨折 3 枚空芯钉固定
A. 右股骨颈骨折；B. 空芯钉固定术后

[病例 5]　邝某，女，86 岁，摔伤致右髋疼痛伴活动障碍，诊断右股骨颈骨折（头下型，Garden Ⅳ度），有高血压及糖尿病史，基础条件较差，摄 X 线片提示右股骨颈骨折，骨密度测定骨质疏松明显，患者对活动要求较低，予以行右人工股骨头置换术（骨水泥型，图 2-22）。

★专家点评：骨水泥型假体适用于高龄、骨质疏松的患者，术后可根据情况早期下床，逐步行康复训练，助行器帮助行走，床上加强踝泵功能训练，预防血栓，住院期间可予以低分子肝素钙皮下注射，在家中可口服利伐沙班，如发现有皮下出血等情况，则马上停药，术后严禁患肢跷"二郎腿"、坐矮凳子及蹲厕，防止髋关节脱位。但骨水泥型假体存在翻修难度大等问题，骨水泥质量、孔隙率、黏度及主刀医师的技术、麻醉师的配合等，都是手术成功的关键。

[病例 6]　郑某，女，68 岁，摔伤致左髋疼痛伴活动受限，诊断为左股骨颈骨折（头下型，Garden Ⅳ度），患者体质尚可，对功能活动要求较高，术前复查骨密度尚可，行左侧人工全髋关节置换术（图 2-23）。

★专家点评：考虑到患者对活动要求较高，且现代人寿命较长，后期翻修可能性大，为防止髋臼磨损导致的疼痛，可采用全髋关节置换术和生物型假体。生物型假体目前多使用多孔表面或羟基磷灰石涂层表面的钛合金假体，可使周围骨质长入假体表面，达到固定目的。解剖型假体整体均匀粗大，与股骨髓腔匹配，可充分附着于假体表面。有研究显示，60 ～ 74 岁患者术后骨水泥型与生物型假体翻修风险无区别，但＞ 75 岁患者生物型假体翻修率较骨水泥型假体高，年龄是生物型假体翻修率增加的危险因素。

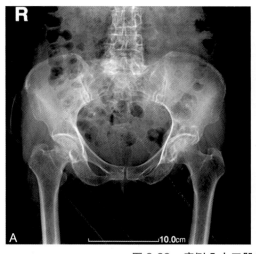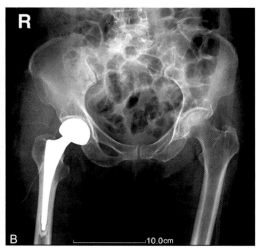

图 2-22　病例 5 人工股骨头置换术（骨水泥型）
A. 右股骨颈骨折；B. 右人工股骨头置换术后

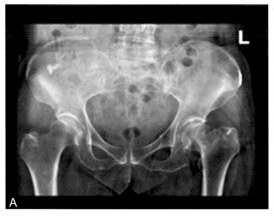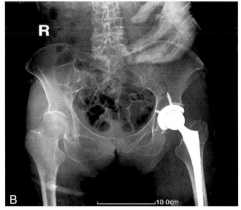

图 2-23　病例 6 人工全髋关节置换术
A. 左股骨颈骨折；B. 左人工髋关节置换术

[病例 7]　谭某，女，49 岁，跌倒致左髋部疼痛伴活动障碍，诊断左股骨颈骨折（头颈型，Garden Ⅳ度，Pauwels Ⅲ型），患者术前 X 线片提示左股骨颈骨折，骨折端对位对线差，完全移位，且患者年龄不大，对功能要求高，予以 3 枚空芯钉内固定 + 股骨颈内侧支撑钢板固定 + 取髂骨植骨术（图 2-24）。

★专家点评：由术前 X 线观察可见，Pauwels 角 > 50°，为Ⅲ型骨折，属于垂直剪切力造成的股骨颈骨折，且术前移位明显呈 Garden Ⅳ度，常规动力髋螺钉或 3 枚倒三角空芯钉不能提供足够的内侧支撑，需加用内侧支撑钢板，将剪切力转化为压应力，增强股骨颈内侧的支撑。

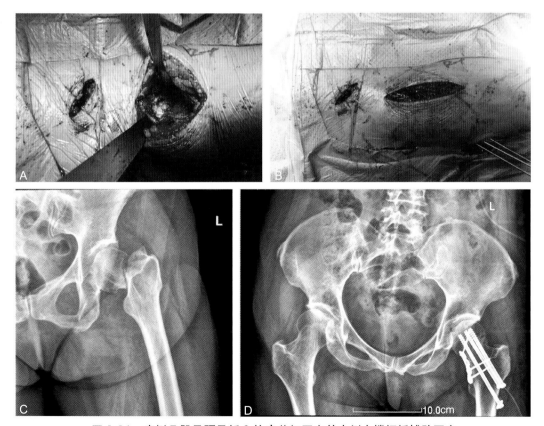

图 2-24　病例 7 股骨颈骨折 3 枚空芯钉固定并内侧支撑钢板辅助固定
A. 前方入路解剖复位股骨颈骨折，髂前上棘切口取自体髂骨；B. 股骨颈用 3 枚空芯钉导针引导下固定；C. 股骨颈骨折 X 线片示 Pauwels 三型骨折；D. 术后 X 线正位片

（李宝丰　吴　优　陈泽鹏）

参 考 文 献

李磊,方诗元. 2016. Singh 指数在骨质疏松性髋部骨折中的应用研究 [J]. 中国骨质疏松杂志, 22(06):777-779.

Amarasekera H W, Roberts P, Costa M L, et al. 2012. Scintigraphic assessment of bone status at one year following hip resurfacing: Comparison of two surgical approaches using SPECT-CT scan[J].Bone Joint Res, 1(5): 86-92.

Andrews CL. 2000. Evaluation of the marrow space in the adult hip[J]. Radiographics, 20(spec no): S27-S42.

Bocher R M, Pellicci P M, Lyden J P. 1988. Bipolar hemiarthroplasty for fracture of the femoral neck.Clinical review with special emphasis on prosthetic motion[J]. J Bone Joint Surg Am, 70(7): 1001-1010.

Brownbill R A, Ilich J Z. 2003. Hip geometry and its role in fracture: what do we know so far[J]. Curr Osteoporos Rep, 1(1): 25-31.

Brueton R N, Craig J S J, Hinves B L, et al. 1993. Effect of femoral component head size on movement of the two component hemi-arthroplasty[J]. Injury, 24(4): 231-235.

Cao Z H, Dong L M, Ye J D, et al. 2017. Angle Parameter Research and Experimental Verification of Hip Replacement[J]. Modeling and Simulation, 6(4): 202-210.

DeAngelis J P, Ademi A, Staff I, et al. 2012. Cemented versus uncemented hemiarthroplasty for displaced femoral neck fractures: a prospective randomized trial with early follow up[J]. J Orthop Trauma, 26(3): 135-140.

Ghosh B, Bhattacharjya B, Banerjee K, et al. 2012. Management of non-united neck femur fracture by valgus osteotomy-a viable alternative[J]. J Indian Med Assoc, 110(11): 819-820.

Hedbeck C J, Enocson A, Lapidus G, et al. 2011. Comparison of bipolar hemiarthroplasty with total hip arthroplasty for displaced femoral neck fractures; a concise four-year follow-up of a randomized trial[J]. J Bone Joint Surg Am, 93(5): 445-450.

Hoelsbrekken S E, Opahl J H, Stiris M, et al. 2012. Failed internal fixation of femoral neck fractures[J]. Tidsskr Nor Laegeforen, 132(11): 1343-1347.

Kaushik A, Sankaran B, Varghese M. 2010. To study the role of dynamic magnetic resonance imaging in assessing the femoral head vascularity in intracapsular femoral neck fracture[J].Eur J Radiol, 75(3): 364-375.

Kunapuli S C, Schramski M J, Lee A S, et al. 2015. Biomechanical Analysis of Augmented Plate Fixation for the Treatment of Vertical Shear Femoral Neck Fractures[J]. OTA International, 29(3): 144-150.

Kutty S, Pettit P, Powell JN. 2009. Intracapsular fracture of the proximal femur fracture after hip resurfacing treated by cannulated screws[J]. J Bone Joint Surg Br, 91(8): 1100-1102.

Leuning M, Ganz R. 2007. Vascularity of the femoral head after Birminghan hip resurfacing. A technetium Tc 99m bone scan/single photon emission computed tomography study[J]. J Arthroplasty, 22(5): 784-785.

Li T, Zhuang Q Y, Weng X S, et al. 2017. Cemented versus Uncemented Hemiarthroplasty for Femoral Neck Fracture in Elderly Patients: A Meta-Analysis[J].PLoS One, 8(7): e68903.

Lindequist S. 1991. Cortical screw support in femoral neck fractures: a radiographic analysis of 87 fractures with a new mensutation technique[J]. Acta Orthop Scand, 64(3): 289-293.

Liu L K, Lee W J, Chen L Y, et al. 2015. Association between frailty, osteoporosis, falls and hip fractures among community-dwelling people aged 50 years and older in Taiwan: results from I-Lan Longitudinal Aging Study[J]. PLoS One, 10(9): e0136968.

Lu Yao G L, Keller R B, Littenberg B, et al. 1994. Outcomes after displaced fractures of the femoral neck: a meta-analysis of 106 published reports[J]. J Bone Joint Surg, 76(1): 15-25.

Mariani G, Bruselli, Kuwert T, et al. 2010. A review on the clinical uses of SPECT/CT[J]. Eur J Nucl Med Mol Imaging, 37(10): 1959-1985.

Norrish A R, Rao J, Parker M J. 2006. Prosthesis survivorship and clinical outcome of the Austin Moore hemiarthroplasty: an 8-year mean follow-up of a consecutive series if 500 patients[J]. Injury, 37(8): 734-739.

Oakey J W, Stover M D, Summers H D, et al. 2006. Does screw configuration affect subtrochanteric fracture after femaral neck fixation[J]. Clin Orthop Relat Res, 443: 302-306.

Raaymakers E, Marti R. 2008. Nonunion of the femoral neck: possibilities and limitations of the various treatment modalities[J]. India J Orthop, 42(1): 13-21.

Singh M, Nagrath A R, Maini P S. 1970. Changes in trabecular pattern of the upper end of the femur as an index of oateoporosis[J]. J Bone Joint Surg(Am), 52(3): 457-467.

Speer K P, Spritzer C R, Harrelson J M, et al. 1990. Magnetic resonance imaging of the femoral head after acute intracapsular fracture of the femoral neck[J]. J Bone Joint Surg Am, 72(1): 98-103.

Stoen R O, Lofthus C M, Nordsletten L, et al. 2013. Randomized trial of hemiathroplasty versus internal fixation for femoral neck fractures: No differences at 6 years[J]. Clin Orthop Relat Res, 472(1): 360-367.

Stoller D W, Wolf E M, Li A E. 2007. Magnetic resonance imaging in orthopaedics and sports medicine[M]. 3rd ed. Philadelphia, PA: Lippincott Williams & Wilkins.

Sukree S, Suppasin S. 2011. Modified Singh index in diagnosing femoral neck osteoporosis[J]. Journal of the Medical Association of Thailand, 94(Suppl 5): 79-83.

Swartz P G, Roberts C C. 2009. Radiological reasoning: bone marrow changes on MRI[J]. AJR, 193(3 suppl): S1-S4.

Upadhyay A, Jain P, Mishra p, et al. 2004. Delayed internal fixation of fractures of the neck of the femur in young adults. A prospective, randomized study comparing closed and open reduction[J]. J Bone Joint Surg Br, 86(7): 1035-1040.

Vande Berg B C, Lecouvet F E, Koutaissoff S, et al. 2008. Bone marrow edema of the femoral head and transient osteoporosis of the hip[J]. Eur J Radiol, 67: 68-77.

Viberg B, Overgaard S, Lauritsen J, et al. 2013. Lower reoperation rate for cemented hemiarthroplasty than for uncemented hemiarthroplasty and internal fixation following femoral neck fracture: 12-to 19-year follow-up of patients aged 75 years of more[J]. Acta Orthopaedica, 84(3): 254-259.

Wachter N J, Augat P, Hoellen I P, et al. 2001. Predictive value of Singh index and bone mineral density measured by quantitative computed tomography in determining the local cancellous bone quality of the proximal femur[J]. Clinical Biomechanics .

Weinrauch P C L, Moore WR, Shooter D R, et al. 2006. Early prosthetic complications after unipolar hemiarthroplasty [J]. ANZ J Surg, 76(6): 432-435.

Xu G J, Li Z J, Ma J X, et al. 2014. Anterior versus posterior approach for treatment of thoracolumbar burst fractures: a meta-analysis[J]. Eur Spine J, 23(4)941-942.

第3章

股骨转子间骨折

一、解剖学特点

股骨大转子的尖端约在髂嵴下一手掌宽处，相当于髂前上棘至坐骨结节连线的中点，在内收时较为凸出。大转子的上缘因阔筋膜紧附于髂嵴及大转子尖端之间，不易摸出，但如使大腿外展，因阔筋膜松弛，大转子比较容易摸到。股骨转子间骨折常见于低能量损伤的老年人。股骨转子间嵴位于关节囊外，此区域为骨松质分布，具有良好的血供，因此骨不连的风险要低于股骨颈骨折。股骨距是股骨嵴的近端延续，位于股骨颈和股骨干连接部的后方。在站立负重时，股骨距持续承受应力，将应力从髋关节传导至股骨干（图1-1）。

二、影像学评估与骨折分型

（一）髋部正侧位X线片表现

常规检查，了解骨折的部位、形态及移位程度。

（二）髋部CT检查

髋部CT检查可更加清晰地显示骨折的部位、形态及移位程度、方向等情况。

（三）骨折分型

1. Tronzo-Evans 分型　共分为5型（图3-1）。

Ⅰ型：单纯无移位的骨折。

Ⅱ型：单纯有移位的骨折，可有小转子撕脱，但股骨距尚完整。

Ⅲ型：合并小转子骨折及股骨距骨折，有移位，常伴有后部的粉碎性骨折。

Ⅳ型：合并大、小转子间骨折，并可伴有股

骨颈和（或）大转子的冠状面爆裂骨折。

Ⅴ型：大转子下外向小转子内上走行的反转子间骨折。

2. AO 分型　将股骨转子间骨折纳入其整体骨折分型系统中，并将其归为 A 类骨折（图3-2）。

A_1 型：经转子的简单骨折（两部分），内侧骨皮质仍有良好的支撑，外侧骨皮质保持完好。$A_{1.1}$ 型骨折线延伸至粗隆间线；$A_{1.2}$ 型骨折线通过大粗隆；$A_{1.3}$ 型骨折线位于小粗隆下部。

A_2 型：经转子的粉碎性骨折，内侧和后方骨皮质在数个平面上破裂，但外侧骨皮质保持完好。$A_{2.1}$ 型有一内侧骨折块；$A_{2.2}$ 型有数块内侧骨折块；$A_{2.3}$ 型向小粗隆下延伸超过 1cm。

A_3 型：反粗隆间骨折，骨折线通过骨外侧

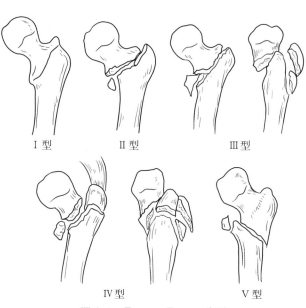

Ⅰ型　　　　Ⅱ型　　　　Ⅲ型

Ⅳ型　　　　　　Ⅴ型

图 3-1　Tronzo-Evans 分型

骨皮质。$A_{3.1}$ 型近端、斜行；$A_{3.2}$ 型简单、横行；$A_{3.3}$ 型粉碎。

三、术 前 计 划

明确诊断，确定骨折分型，决定是否手术，做好术前计划。一般股骨转子间骨折可借助 X 线进行诊断与分型，必要时应辅以 CT 检查。

由于该部骨质疏松，股骨头及颈部受力时在转子间形成一较大的弯矩，特别是在Ⅲ、Ⅳ型骨折。内外侧骨性支撑被破坏，治疗比较困难，易形成髋内翻。采用牵引等保守方法治疗，需长期卧床，易形成坠积性肺炎等并发症，骨折畸形愈合多，死亡率高。

切开复位内固定手术可迅速恢复肢体功能，减少全身并发症。现有内固定器材较多，常见的有 Jewett 钉 - 板、Mclaughlin 鹅头钉、AO/ASIF L-角钢板（左前后位 95° 及 130°）、Richards 滑动加压螺钉 - 板（动力髋螺钉内固定钢板）、γ - 髓内针 - 钉（γ-IMP-N）及 Ender 钉等。Ⅰ、Ⅱ型转子间骨折或截骨术采用上述方法都可取得较好的效果，但前两种由于固定后稳定性差、强度低，不能满足患者早期活动的需要，治疗Ⅲ、Ⅳ型骨折并发症较多。据报道,应用 Jewett 钉 - 板治疗Ⅰ、Ⅱ型骨折的失败率可达 38%，治疗Ⅲ、Ⅳ型失败率高达 86%，故基本被淘汰。Ender 钉由于不能为不稳定型转子间骨折提供牢固的固定，64% 发生再移位，42% 的患者需再次手术，临床应用也较少。L- 角钢板、滑动加压螺钉 - 板及 γ - 髓内针 - 钉虽增加了固定强度，但难以恢复完整的骨结构，稳定性低，对Ⅲ、Ⅳ型转子间骨折固定效果差。力学测试结果证明，L- 角钢板仅靠槽形 L 端支持，股骨头颈及股骨距固定不牢，加之 L 端上方为两锋利的刀刃，在负重活动中易发生骨结构切割破坏和（或）内固定失败，甚至 L 端断裂。Richards 滑动加压螺钉 - 板（动力髋螺钉内固定钉板）由于使用了强度高的套筒 - 钢板刚性连接结构，不易破坏，滑动加压钉固定股骨头颈的把持力大，固定效果较好；但用于治疗Ⅲ、Ⅳ型转子间粉碎性骨折时，小转子及股骨距骨片如未复位固定或固定不牢，负重仍可造成骨结构破坏，导致加压钉穿透股骨头及颈部，发生髋内翻畸形，其发生率可达 16% ～ 21%，应用 γ - 髓内加锁钉也同样存在这一问题。股骨近端防旋髓内钉（proximal femoral nail antirotation，PFNA）内固定系统是目前应用效果最好的内固定系统，适应证广，适用于各种类型的股骨转子间骨折（AO分型）和高位转子下骨折，但不能用于股骨头和股骨颈骨折。近年来新出现的 Inter Tan 内固定系统在临床上的使用也逐渐增多，对于不稳定型转子间骨折固定可以提供更好的稳定性，同时近端设计相较于 PFNA 增加了抗旋转性能，可以减少股骨头内固定钉切出并发症的发生。

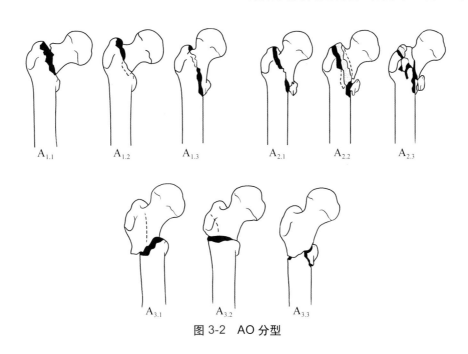

图 3-2 AO 分型

四、手术操作与技巧

（一）股骨转子间Ⅲ型骨折 L- 角钢板固定术（图 3-3A、B）

【术前准备】常规摄骨盆正位 X 线片，95°L-AP 比 130°L-AP 稳定性好。根据正位 X 线片从股骨头下缘与颈交接处做水平线，与股骨干垂直，至大转子外侧，长度减少 10%～15%，即所需 L 端长。准备钢板 2～3 块。

【麻醉】硬膜外阻滞或全身麻醉。

【体位】仰卧位，患侧髋部垫高。

【操作步骤】

1. 切口　自转子上 3～5cm 向下做外侧直切口，止于转子下 8～12cm 处。

2. 手术　切开皮肤及阔筋膜，分离股外侧肌，通过起点向上适当延长切口至骨膜下，向前后剥离，显露骨折部。将骨折复位，以持骨器固定股骨颈干角约 130°在远位骨折片距近端 1.5cm 处骨皮质，以 AO 特制槽形骨刀凿一凹形口，取与股骨干成 95°方向打入骨刀，通常以 L-AP 板与股骨干平行方向打入，在 X 线透视下随时调整，如无 X 线透视条件，可行股骨颈上下缘囊外剥离，插入骨膜剥离器做标志，并在股骨颈前方插入一克氏针，以确定骨刀和 L 端打入的方向及深度。打入部分骨刀后，应摄正侧位 X 线片确定无误，方可打入 L-AP，以 L 端贴近股骨头颈内侧皮质为宜。上端第 1 枚骨皮质螺钉应通过股骨颈下方骨皮质，小转子骨片以另一拉力螺钉通过钢板或前方骨将骨折块固定，再拧紧其余螺钉。活动髋关节无异常。摄正侧位 X 线片，证实骨折固定良好，逐层闭合伤口，放置引流管接负压引流。

【术后处理】术后 2～3d 拔出引流管，皮牵引 1～2 周，2～3d 开始活动肌肉与关节，1 周后可坐起，2～3 周持拐下床，逐渐负重。Ⅰ、Ⅱ型稳定骨折经复位固定后可活动肌肉关节，3～5d 坐起，2～3 周持拐下床，6～8 周逐渐负重；Ⅲ、Ⅳ、Ⅴ型骨折如复位固定满意，术后康复进程同前，骨折基本愈合后方能负重行走。定期摄片，如发现股骨颈干角减少，则应停止负重行走，待骨愈合良好再负重。

（二）股骨转子间Ⅲ型骨折 Richards 滑动加压螺钉 - 板（动力髋螺钉钉板内固定）固定术（图 3-3C）

麻醉及手术体位同股骨转子间Ⅲ型骨折 L- 角钢板固定术。

【操作步骤】

1. 切口　同股骨转子间Ⅲ型骨折 L- 角钢板固定术。

2. 手术　根据健侧髋关节正位 X 线片选择适当的滑动加压螺钉，挑选不同长度 2～3 枚螺钉备用。显露骨折部，用球头骨钻于远位骨折片上端外侧适当位置钻孔，以能顺利通过钉板的套筒为宜，随后整复骨折，复位要求同股骨转子间Ⅲ型骨折 L- 角钢板固定术。经套筒中央钻入一带刻度克氏针，摄正侧位 X 线片，证实与套筒中心线一致，即可拧入加压螺钉，螺钉头部应进至股骨头距关节面约 1cm 处，螺纹位于股骨头内。钉尾的轨道部向下，套入钉尾固定套，拧紧固定螺钉，

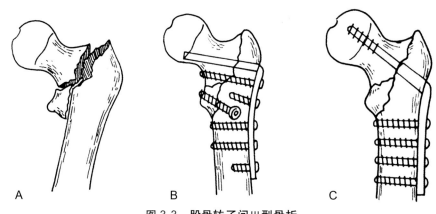

图 3-3　股骨转子间Ⅲ型骨折
A. 股骨转子间骨折；B. L- 角钢板固定；C. 动力髋螺钉滑动加压钉板

再拧紧钢板上其余各骨皮质螺钉。小转子及股骨距应以 1 枚钢板外螺钉或经钢板拉力螺钉固定。

【术后处理】同股骨转子间Ⅲ型骨折 L- 角钢板固定术。

（三）股骨转子间Ⅲ、Ⅳ型骨折 PFNA 髓内钉固定术（图 3-4）

应用 PFNA 的抗弯抗扭强度明显大于普通髓内钉，适用于转子间粉碎性骨折。

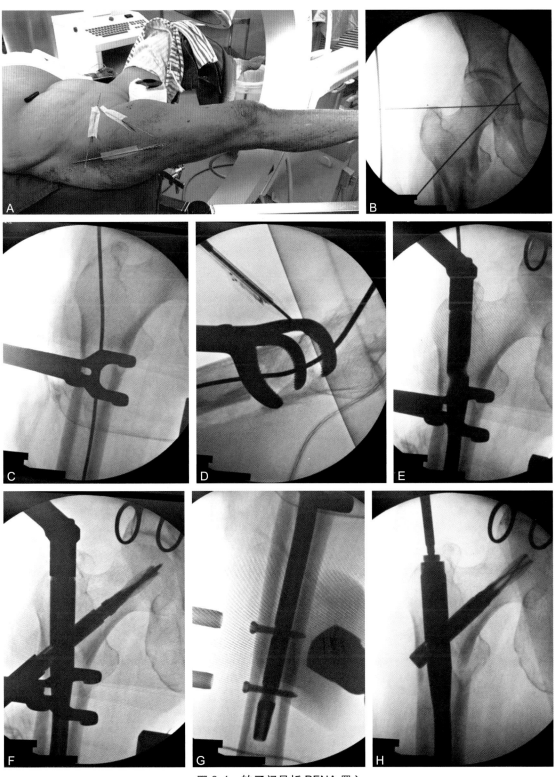

图 3-4　转子间骨折 PFNA 置入

A. 牵引床体位摆放；B. 牵引状态下透视示复位不理想；C、D. 小转子下水平小切口，复位钳复位，正侧位 X 线片示复位良好；E. 插入 PFNA 主钉；F. 打入股骨颈螺旋切片；G. 远端 2 枚锁定钉固定；H. 拧入主钉的尾帽

PFNA 是新改进的股骨近端髓内钉（PFN）系统，一方面继承原 PFN 的优点，生物力学特点相同；另一方面在具体设计上有所创新，令固定更有效、操作更简单。其优势体现在：

（1）相对于 PFN，PFNA 用螺旋刀片锁定技术取代传统的 2 枚螺钉固定，未锁定的螺旋刀片敲入时自旋转进入骨质，刀片具有宽大的表面积和逐渐增加的芯直径（4.5～9.0mm），能够确保最大程度的骨质填压及理想的锚合力，打入刀片时可明显感觉到填压的过程，在骨质疏松严重的患者也是如此。当刀片打入锁定后，刀片不再旋转，与骨质锚合紧密，不易松动退出。PFNA 依靠螺旋刀片一个部件实现抗旋转和稳定支撑，与传统螺钉系统比较，其抗切出稳定性高，抗旋转稳定性好，抗内翻畸形能力强。总之，PFNA 的螺旋刀片技术使其对骨质的锚合力得到提高，更适用于骨质疏松、不稳定骨折患者，对于股骨外侧螺旋刀片打入处的骨折也适用，更有利于患者的早期负重。

（2）仅需打入 1 枚螺旋刀片，适用于股骨颈细的患者，操作简单易行。

（3）PFNA 在主钉上有以下改进：①主钉设计为空心，只需一小切口，沿导针进入髓腔，即可顺利完成后续操作；此外，主钉具有 6°外偏角，方便从大转子顶端插入，进入髓腔。PFN 的主钉为实心，入钉点定位需准确，如位置不佳，常导致主钉偏离髓腔中心或骨折移位，致插入困难，延长手术时间，加重手术创伤。从这个意义上来讲，PFNA 操作更简单，创伤更小，符合微创原则。②PFN 远端只有一个锁定孔，可选择静态或动态锁定，在经转子骨折病例中，垂直打入锁定钉可能损害近端锁定，须斜行打入锁定钉，如果是高位转子下骨折，可选择垂直打入的动态锁定钉。③主钉设计有尽可能长的尖端和凹槽，使插入更加方便，同时可避免局部应力集中，减少断钉及钉尾处再骨折的发生率。

【术前准备】应用 PFNA 术前计划模板预估股骨颈干角，主钉直径和长度。注意当选择主钉直径时，需考虑髓腔直径、骨折断端情况、骨骼解剖形态及术后康复等因素。

【麻醉】同股骨转子间Ⅲ型骨折 L- 角钢板固定术。

【体位】仰卧位，患侧髋部垫高。患者仰卧于牵引床或透光手术床上，尽可能外展健肢并固定于支架上，为确保术中自由透视，必须进行术前测试。为不阻挡髓腔开道，上身向健侧外展 10°～15°（或内收患肢 10°～15°）。

【操作步骤】

1. 切口　起于股骨大转子顶点并沿股骨大转子水平向上延伸，长约 5cm。

2. 手术　切开阔筋膜张肌，钝性按肌纤维方向分离臀中肌。C 形臂或 G 形臂透视下选择正位片大转子顶点，选择侧位片上与髓腔长轴一条线为进钉点。插入导针，透视位置满意后，开口器开口、近端扩髓、远端扩髓，选用粗细、长度合适的 PFNA 主钉，沿导针插入髓腔，安装近端螺旋刀片导向器套筒，切开皮肤深筋膜，组合套筒通过软组织到达外侧皮质，调整定位导针正侧位方向，确保 PFNA 螺旋刀片置入股骨颈中部偏下的位置，连接 PFNA 螺旋刀片和打入器，打入 PFNA 螺旋刀片。顺时针旋转打入器将螺旋刀片锁紧。选择远端锁定瞄准臂，根据主钉长度选择相应瞄准臂。使用 4.0mm 钻头钻穿两层皮质。测量深度并选择合适长度螺钉固定远端。拆除瞄准臂后，主钉尾端置入尾帽。所有操作在透视下完成，需要经常透视检查各装置是否位置良好。

【术后处理】术后 2～3d 拔出引流管后可活动髋、膝关节，4～6 周可持双拐下床，8～12 周可逐渐离拐负重行走。

（四）人工全髋关节置换术或人工股骨头置换术

该术式适用于年龄 >75 岁的股骨粗隆间粉碎性骨折，Ⅲ、Ⅳ型，特别是粉碎程度较严重、骨质疏松且髋臼无病损的患者。按不少学者和本章作者的意见，多数股骨粗隆间骨折患者的首选治疗方法仍然是闭合复位内固定。人工全髋关节置换术治疗新鲜骨折，其功能恢复率和死亡率并不优于闭合复位内固定组，而手术创伤、并发症发生率、住院时间、输血量和患者的住院费用却明显高于闭合复位内固定组。

【麻醉】全身麻醉或持续硬膜外阻滞。

【体位及手术入路】可参阅上一章股骨颈骨折

的人工全髋关节置换术，特殊之处在于转子间骨折时常常股骨距不完整，需要钢丝捆绑重建股骨距的完整性，同时因为转子间骨折患者年龄较大常合并严重骨质疏松症，行人工全髋关节置换时往往需要考虑采用骨水泥型假体。

【术后处理】 与人工全髋关节置换术相同。

五、常见并发症

股骨转子间骨折开放复位内固定手术的主要并发症：①深静脉血栓形成和肺栓塞；②髋内翻；③内固定松动、切出、断裂；④骨折延迟愈合或不愈合；⑤假体周围骨折；⑥伤口感染。

（一）深静脉血栓形成和肺栓塞

髋部手术并发深静脉血栓形成与肺栓塞者并不少见，肥胖患者和手术时间超过 2.5h 者发生率较高。深静脉血栓形成多见于术侧小腿或大腿部。

1. 原因 ①高龄患者血液黏滞度高；②术后患肢活动少，不敢主动行肌肉收缩。

2. 防治 如出现深静脉栓塞，应积极行抗凝、溶栓治疗，包括使用尿激酶、低分子右旋糖酐，同时抬高下肢予以理疗，以助于消肿。必要时手术取栓。术后下肢抬高，主动肌肉收缩和被动按摩；不用止血药物；降低血液黏滞度，予以低分子量肝素抗凝治疗等有利于防止其发生。

（二）髋内翻

1. 原因 ①多因复位不良，内侧皮质未对位，存在嵌插；②内固定不牢固，发生移位后骨畸形愈合。

2. 处理 对轻度髋内翻，不影响功能者可不处理。< 120° 的内翻，早期发现可做牵引矫正。年轻患者如果出现较严重的髋内翻，应手术矫正。良好复位、可靠的内固定是防止其发生的关键。

（三）内固定松动、切出、断裂

1. 原因 ①内固定物太长，骨折粉碎不稳定，术后骨片嵌插压缩，内固定物尖部可自股骨头穿出；②内固定太短，骨折复位不稳定，则易自颈上部穿出；③内固定选择不当及术后过早活动，均可导致内固定物松动、断裂。

2. 防治 根据骨折类型及骨骼的直径、长度，选择适合的内固定物。发生松动后一般采用外固定辅助制动，待骨折愈合后取出内固定物；较严

重者应取出内固定物后重新行固定手术。

（四）骨折延迟愈合或不愈合

1. 原因 ①内侧无骨皮质支持的不稳定型骨折；②内固定松动或断裂。

2. 防治 对于延迟愈合应继续制动，推迟负重时间，定期复查。不愈合者应再次行复位固定手术，同时进行植骨，严格掌握活动及负重时机。防止其发生主要依赖于良好可靠的内固定。

（五）假体周围骨折

关节置换术患者如果手术显露良好、股骨髓腔准备充分、关节脱出和复位动作轻柔正确、假体尺寸选择恰当和避免用暴力击入，则假体周围骨折应该是可以防止的。一旦发生股骨骨折，应改用长柄假体和（或）进行必要的内固定治疗。髋关节成形术后发生的股骨骨折可按一般骨折治疗原则处理。假体远端的骨折如果对线对位尚佳，可行牵引治疗。如需做切开复位，远端骨折可选用接骨板螺钉内固定，假体柄插入区的骨折则选用钢丝或特制的环抱器固定。伴有假体松动或折断时，需选用长柄假体做翻修手术。

1. 原因 骨质疏松、暴力操作、髓腔准备不充分、假体柄选择错误。

2. 防治 操作轻柔、正确准备髓腔、选择合适假体。

（六）伤口感染

1. 原因 术后感染多为革兰阳性球菌所致，以金黄色葡萄球菌最为多见。细菌大部分来自术中伤口感染，小部分来自身体其他部位的感染病灶。

2. 防治 ①浅部感染：如切口处表浅的局限性蜂窝组织，予以换药、口服抗生素常可治愈；对深筋膜浅层化脓性感染，则应尽早切开清创排脓，静脉应用敏感抗生素，防止发展为深部感染。②深部感染：首先彻底清创，根据细菌培养结果选用敏感抗生素，可采用负压吸引装置及时清除渗液。根据感染情况多次清创，如果感染超过术后 2 周未能控制，一般需要取出内固定物，以便彻底控制感染。对于年迈、身体条件很差、无法耐受手术及疾病终晚期患者，可予以单纯抗生素非手术治疗。对于严重软组织感染的患者，感染危及生命者，可考虑截肢手术。

预防包括术前、术中、术后 3 个部分。①术前预防措施：及时诊治体内感染，如牙龈炎、泌尿生殖系炎症等；术前 1d 静脉预防性应用抗生素，如头孢二代；控制导致全身免疫力下降的疾病；减少院内感染发生。②术中预防措施：包括严格手术室无菌环境，彻底止血，放置引流管以预防术后血肿形成等。③术后预防措施：包括防止压疮发生、早期床上功能锻炼、尽早拔出导尿管、及时处理血肿、合理使用有效抗生素以防止血源性感染等。

六、典型病例与专家点评

[病例 1] 杨某，老年女性。因"不慎摔倒致左髋部疼痛 1d"入院，X 线检查诊断为左股骨粗隆部骨折（Ⅰ型），行左股骨粗隆间骨折动力髋螺钉内固定手术（图 3-5、图 3-6）。

★专家点评：该患者术前 X 线片可见股骨转子间骨折，没有明显移位。可以诊断为 Ⅰ 型转子间骨折。对于这类稳定型转子间骨折，首选的治疗方式为动力髋螺钉固定，也可以采用 PFNA 方式固定。

[病例 2] 患者，老年男性。因"摔倒致左髋部疼痛、不能下床活动 2d"入院，X 线检查诊断为左股骨粗隆部骨折（Ⅲ型），患者高龄、骨质疏松，采用 PFNA 方式进行手术固定（图 3-7、图 3-8）。

★专家点评：该患者高龄，骨折累及股骨距，而大粗隆完整，按照 Tronzo-Evans 分型，属于Ⅲ型。骨折不稳定，手术采用 PFNA 固定，手术方式选择合理，小粗隆骨块可不用专门固定。

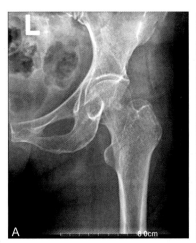 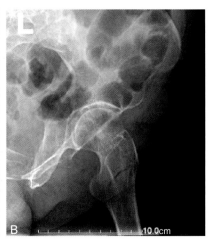

图 3-5 病例 1 患者术前 X 线片

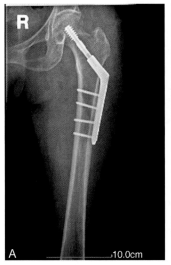 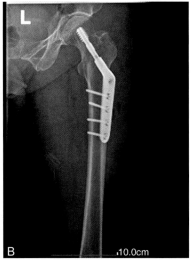

图 3-6 病例 1 患者术后 X 线片

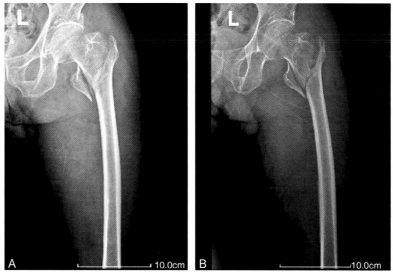

图 3-7　病例 2 患者术前 X 线片

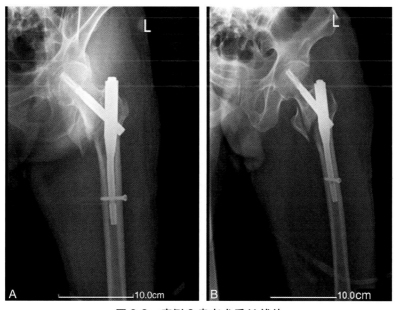

图 3-8　病例 2 患者术后 X 线片
A. 正位；B. 侧位

[病例 3]　徐某，女，88 岁。因"不慎摔倒致右髋部疼痛、不能站立 1d"入院。入院完善检查后，X 线片示右股骨转子间骨折（Ⅳ型），行右股骨粗隆间骨折动力髁螺钉固定手术（图 3-9、图 3-10）。

★专家点评：对于这一类型的股骨转子间骨折，由于存在股骨粗隆部外侧壁的骨折，如果采用 PFNA 固定，可能会因为外侧壁的不完整而导致固定失效，此时往往需要采用动力髋螺钉联合一块外侧大粗隆钢板固定，而动力髁螺钉固定有时也是一种比较适合的解决方案，用一套系统即可以解决问题。

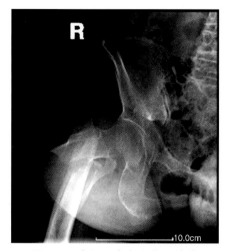

图 3-9 病例 3 患者术前 X 线片

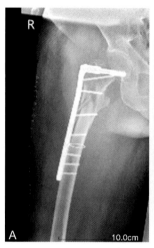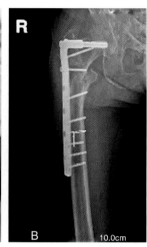

图 3-10 病例 3 患者术后即刻（A）及术后 3 个月（B）X 线片

[病例 4] 马某，老年女性。因"不慎摔伤致右髋部疼痛 1d"入院。查体：右髋部肿痛，右下肢外旋位、无法活动。X 线片示右股骨粗隆间骨折（IV 型）。因患者年龄大，骨质疏松明显，行右侧长柄人工股骨头（水泥型）置换手术（图 3-11）。

★专家点评：人工股骨头置换术对于股骨转

子间骨折是一个不错的手术方案，该病例对股骨距进行了较好的复位与固定，我们观察到术后效果也比较理想。特别是在某些特殊情况下，是可供选择的一种解决方案，如没有牵引床、C 形臂机进行术中牵引透视情况等；患者驼背无法进行仰卧位手术。

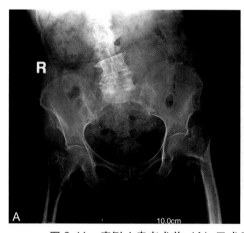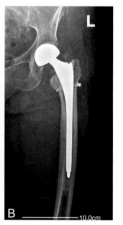

图 3-11 病例 4 患者术前（A）及术后（B）X 线片

（李宝丰 张 宇 张轩轩）

参 考 文 献

蔡振存，朴成哲，陈拥，等 . 2016. PFNA 固定治疗老年人内侧壁不完整的股骨粗隆间骨折 [J]. 沈阳医学院学报，18(4): 253-255.

陈应文，郭卫春 . 2016. Gamma-3 钉与防旋型股骨近端髓内钉 (PFNA) 治疗股骨粗隆间骨折的疗效比较 [J]. 创伤外科杂志，18(10): 602-605.

冯旸，陈斌，张焱，等 . 2017. 半髋置换与股骨近端防旋髓内钉治疗股骨粗隆间骨折的比较 [J]. 中国矫形外科杂志，

25(12): 1081-1085.

何爱咏，王万春，吕国华 . 2003. 骨科治疗方法选择与并发症防治 [M]. 北京：人民军医出版社 .

李兴艳，张津明，鲍远，等 . 2016. 髓内、外内固定与人工关节置换术治疗高龄股骨粗隆间骨折疗效对比研究 [J]. 中国骨与关节损伤杂志，31(10): 1030-1033.

朱通伯，戴尅戎 . 2001. 骨科手术学 [M]. 2 版 . 北京：人民卫生出版社 .

Brinker M R.2018. 创伤骨科学精要 [M]. 2 版 . 章莹，夏虹，尹庆水，主译 . 北京 : 科学出版社 .

Brunner A, Büttler M, Lehmann U, et al. 2016. What is the optimal salvage procedure for cut-out after surgical fixation of trochanteric fractures with the PFNA or TFN?[J].Injury, 47(2): 432-438.

Imerci A, Aydogan N H, Tosun K. 2018. A comparison of the InterTan nail and proximal femoral fail antirotation in the treatment of reverse intertrochanteric femoral fractures[J]. Acta Orthop Belg, 84(2): 123-131.

Li H, Wang Q, Dai G G, et al. 2018. PFNA vs. DHS helical blade for elderly patients with osteoporotic femoral intertrochanteric fractures[J]. Eur Rev Med Pharmacol Sci, 22(1 Suppl): 1-7.

Nayak M, Yadav R, Ganesh V, et al. 2019. An unusual case of femoral head perforation following fixation with proximal femoral nail antirotation(PFNA-II)for an unstable intertrochanteric fracture: Case report and literature review[J]. Trauma Case Rep, 20: 100178.

Zang W, Liu P F, Han X F. 2018. A comparative study of proximal femoral locking compress plate, proximal femoral nail antirotation and dynamic hip screw in intertrochanteric fractures[J]. Eur Rev Med Pharmacol Sci, 22(Suppl 1): 119-123.

Zeng X S, Zhan K, Zhang L L, et al. 2017. Conversion to total hip arthroplasty after failed proximal femoral nail antirotations or dynamic hip screw fixations for stable intertrochanteric femur fractures: a retrospective study with a minimum follow-up of 3 years[J]. BMC Musculoskelet Disord, 18(1): 38.

第4章

股骨干骨折

一、解剖学特点

股骨（图 4-1）是人体最长的管状骨，近侧起始于髋关节，远侧到膝关节，是人体骨骼中最长、最强和最重要的骨骼，股骨的近端干骺端包括股骨头、股骨颈及大小粗隆。远端是干骺端，构成膝关节的一部分。股骨干形状不规则，上端呈圆柱形，向下延行转呈椭圆形，至髁上部位呈三角形。

股骨干被三组肌群所包围，其中伸肌群最大，由股神经支配，屈肌群次之，由坐骨神经支配，内收肌群最小，由闭孔神经支配。

股动、静脉在股骨上、中 1/3 骨折时，由于有肌群相隔不易被损伤。而在其下 1/3 骨折时，由于血管位于骨折的后方，而且骨折远端常因腓肠肌的牵拉而向后成角，故易刺伤该处的动、静脉及腓总神经和（或）胫神经。

二、影像学评估与骨折分型

（一）股骨正侧位 X 线片

常规检查，了解骨折的部位、形态及移位程度。

（二）股骨 CT 检查

股骨 CT 检查可更加清晰地显示骨折的部位、形态及移位程度，为手术方式的选择提供帮助。

（三）骨折分型

多数骨折由强大的直接暴力所致，根据骨折的形状可分为：①横行骨折；②斜行骨折；③螺旋形骨折；④粉碎性骨折；⑤青枝骨折。

Winquist 等按粉碎的程度将粉碎性骨折分成四型（图 4-2）：

Ⅰ型：小蝶形骨折，对骨折稳定性无影响。

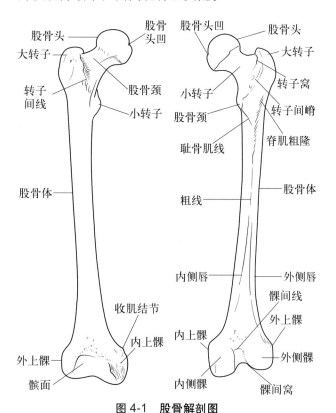

图 4-1　股骨解剖图

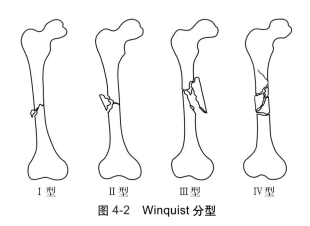

图 4-2　Winquist 分型

Ⅱ型：较大碎骨片，但骨折的近、远端仍保持50%以上皮质接触。

Ⅲ型：较大碎骨片，但骨折的近、远端少于50%皮质接触。

Ⅳ型：节段性粉碎性骨折，骨折的近、远端无接触。

三、术前计划

明确诊断，确定分型。若不能及时行手术内固定，应通过牵引暂时稳定骨折，常用的方式有股骨髁上或胫骨结节骨牵引。

治疗方法：①骨牵引后管型石膏或支具固定；②单纯牵引；③外固定；④钢板内固定；⑤髓内钉内固定。

1.儿童股骨干骨折治疗

（1）小夹板固定法：对无移位或移位较少的新生儿产伤骨折，用小夹板或圆形纸板固定患肢2～3周。

（2）悬吊皮牵引法：适用于3～4岁以下患儿。对患儿双下肢采用皮肤牵引，两腿同时垂直向上悬吊，其重量以患儿臀部稍离开床为宜。

（3）水平皮牵引法：适用于5～8岁的患儿。用胶布贴于患肢内、外两侧，再用绷带螺旋包扎。

（4）骨牵引法：适用于8～12岁的患儿。为避免损伤骨骺，可在胫骨结节下2～3横指处的骨皮质上穿牵引针。牵引重量为3～4kg，注意保持双下肢的骨等长，外观无成角畸形即可。

（5）手术治疗：包括钢板、克氏针固定等。

2.成人股骨干骨折治疗

（1）非手术治疗：主要是骨牵引治疗，适用于各类型骨折，具体可选择胫骨结节或股骨髁上牵引。由于患者需长期卧床，住院时间长、并发症多，目前已较少使用。

要求与注意事项：①将患肢放置于带副架的托马架上或布朗架上；②测量下肢长度及骨折的轴线；③复位要求：无重叠、无成角、横行移位≤1/2直径，无旋转移位。

（2）手术治疗：股骨骨折内固定的选择取决于骨折部位及类型。一般均可选用钢板内固定，如为狭窄部横行或短斜面稳定骨折，可选用髓内固定，对于大面积污染（Gustilo分型Ⅱ级以上）的骨折，亦可首选外固定架固定，待伤口愈合后行内固定手术，或将外固定作为终极治疗手段。

四、手术操作与技巧

（一）钢板内固定

（1）麻醉可采用腰部麻醉或硬膜外阻滞，取平卧位。

（2）用记号笔标记股骨体表投影。

（3）沿股骨外侧切开，长度按需而定，切开阔筋膜，将股外侧肌向前掀起，结扎穿支血管，显露股骨，尽可能不剥离骨膜。骨折复位后将钢板放置于股骨外侧，简单骨折宜采用加压技术、复杂骨折采用桥接技术。首先在邻近部位拧入2枚加压螺钉，然后拧入钢板两端螺钉，其余螺钉依次拧入，骨折远、近端应各置入4枚螺钉。粉碎骨块用拉力螺钉固定，有骨缺损者应行植骨。放负压引流，依次缝合切口。

（二）髓内钉内固定

（1）麻醉可采用腰部麻醉或硬膜外阻滞，牵引床平卧位，架好C形臂或G形臂X线机透视。

（2）用记号笔标记股骨体表投影。

（3）在大粗隆顶向上做短纵行切口，长3～4cm，显露大粗隆顶部。在顶端内侧凹陷的外缘插入长导针，进入股骨髓腔，穿过骨折线，弹性髓腔锉或硬质髓腔锉沿导针扩髓，然后将髓内钉（髓内钉直径应比扩髓直径小1mm）沿导针套入，骨折端复位。在髓内钉进入骨折远端到达股骨髁上平面之前，放松患肢牵引，以对合骨折线。

（4）通过瞄准器打入近端和远端锁钉。

（5）放负压引流，依次缝合切口。

（三）外固定

（1）对于大面积污染（Gustilo分型Ⅱ级以上）的骨折，首选外固定架固定，首先清创，去除坏死组织及污染游离骨块。

（2）复位骨折端，主要是对线及维持长度。

（3）上下各2枚外固定钉固定，连接单杆；如果不稳定，也可连接双杆或上下各3枚外固定钉连接单杆。

五、常见并发症

（一）内固定松动或断裂

1.原　因　①内固定材料选择不恰当；②违反

钢板技术的应用原则（如打钉过多、钢板过短、骨折两端有效螺钉数目不对称等）；③术后未能进行正确功能锻炼或过早完全负重。

2. 防治　尽可能选择合适钢板，螺钉不宜太多，一般骨折上下端各 4 枚已足够。术后康复需在医生指导下进行，定期复查。如果出现内固定松动或断裂，需要再次行手术固定。

（二）感染

1. 原因　①开放性骨折，治疗时间过晚或清创不彻底；②患者合并糖尿病或免疫功能低下等基础疾病；③医源性感染，多为器械消毒不严格或无菌操作不仔细引起。

2. 防治　应有效控制基础疾病，保持伤口清洁，开放性骨折必须彻底清创，必要时多次清创。如果已经出现感染，应早期清创引流，进行伤口分泌物培养及药物敏感试验，根据药物敏感试验结果选用抗生素。必要时拆除内固定，更换外固定。如已造成骨髓炎或感染性骨缺损，可采用病灶切除加骨搬运术。

（三）延迟愈合和不愈合

1. 原因　①创伤过重、高能量损伤等；②内固定因素：主要为内固定物松动、弯曲和断裂；③患者因素：因骨折愈合前患者不恰当的功能锻炼等所致；④医源性因素：骨膜剥离过度，骨折端对位不良，内固定或外固定稳定性不够等。

2. 防治　术中应选择合适的内固定，尽量减少对骨膜的剥离，骨折端适当加压固定；术后在

医师指导下开展功能锻炼。解决的方法是手术去除硬化骨、打通髓腔、植骨，甚至更换更为坚固的内固定器械。

（四）畸形愈合

1. 原因　①对位对线不佳导致成角或旋转畸形，以致骨折在非解剖位置愈合；②术后因内固定移位或变形而发生骨折再移位。

2. 防治　术中应尽量对位对线复位。如影响功能或外观不能接受，需截骨矫形联合植骨内固定。

（五）膝关节僵硬

1. 原因　①股四头肌损伤；②长期伸直位固定；③功能锻炼不到位。

2. 防治　术中尽量减少对重要肌肉的损伤，术后功能锻炼要及时。治疗上主要通过伸膝装置粘连松解、手法松解或手术松解，必要时行股四头肌成形术，术后加强功能锻炼。

六、典型病例与专家点评

[病例 1]　农某，女，36 岁。车祸致右大腿肿胀疼痛、无法站立 2h，"120" 救护车送医院急诊科。X 线检查示右股骨中段横行骨折（Winquist Ⅰ 型），急诊完善术前检查、行切开复位钢板内固定手术（图 4-3）。

★专家点评：X 线片提示右股骨干中段骨折，属于横行骨折，按 Winquist 分型为 Ⅰ 型骨折。对于 Ⅰ 型骨折，可行切开复位钢板内固定，也可选择髓内钉固定。

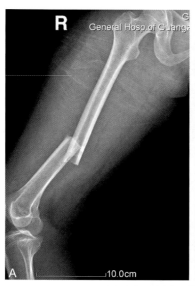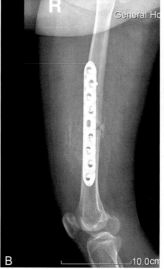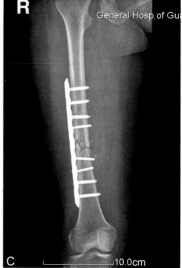

图 4-3　病例 1 右股骨干骨折术前（A）及术后（B、C）X 线片

[病例2]　苏某，男，28岁，高处坠落致右大腿肿痛1d入院。查体：右大腿肿胀、畸形、有骨摩擦音，X线检查示右股骨中段粉碎性骨折（Winquist Ⅲ型），完善相关检查后行切开复位钢板内固定术（图4-4）。

★专家点评：X线片提示股骨干中段骨折，属于螺旋形骨折，按Winquist分型为Ⅲ型骨折。可行切开复位钢板内固定，游离大骨块的处理可先用克氏针或持骨钳临时固定，放置钢板后再以骨皮质螺钉固定。

[病例3]　李某，男，26岁。车祸致左大腿肿胀疼痛、无法站立6h入院。X线检查示左股骨中段横行骨折（Winquist Ⅰ型），患者就诊时血压低，显示有失血性休克表现，预急诊输血、完善检查后急诊行剖腹探查止血，术后2d患者平稳，予以左股骨干骨折闭合复位髓内钉内固定手术（图4-5）。

★专家点评：该患者X线片显示为股骨干中段骨折，属于横行骨折，按Winquist分型为Ⅰ型骨折。对于Ⅰ型骨折，可选择髓内钉固定，也可行切开复位钢板内固定。

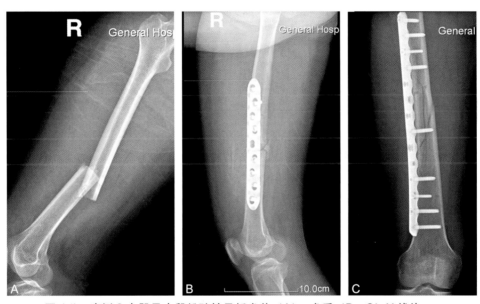

图 4-4　病例 2 右股骨中段粉碎性骨折术前（A）、术后（B、C）X 线片

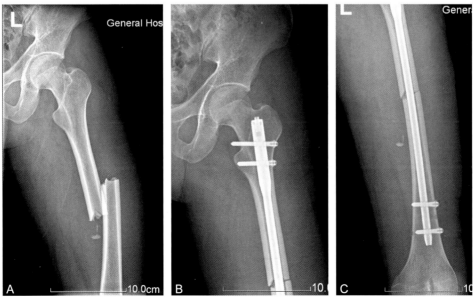

图 4-5　病例 3 右股骨中段骨折术前（A）、术后（B、C）X 线片

[病例4]　祝某，女，5岁。玩耍时从1m高处摔下致右大腿疼痛、无法站立行走，外院行X线检查后诊断为右股骨中段骨折，为进一步治疗转入本院。完善术前检查后行牵引床辅助下闭合复位弹性髓内钉内固定手术（图4-6）。

★专家点评：该小儿患者X线片提示为右股骨干骨折，对于儿童股骨干骨折尽量选用闭合复位手术治疗，弹性髓内钉内固定属于弹性固定，不能提供足够的稳定性，宜交代患者术后短期内禁止负重行走，或者行石膏外固定、戴支具固定等手段予以保护弹性髓内钉。

[病例5]　廖某，男，2岁，玩耍时不慎被三轮车撞伤左下肢急诊入院，大腿部可见长约4cm的皮肤伤口，X线片示左股骨中段开放性骨折（Winquist Ⅰ型），急诊行左大腿伤口扩大清创＋股骨干骨折复位外固定术（图4-7）。

★专家点评：该患儿X线片显示股骨干中段骨折，属于横行骨折，按Winquist分型为Ⅰ型骨折，但患儿为开放性骨折，充分清创后采取复位外固定架固定，治疗方案合理。

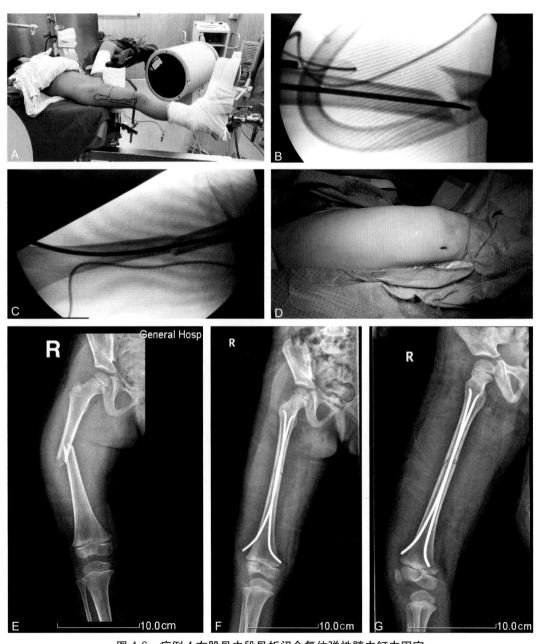

图4-6　病例4右股骨中段骨折闭合复位弹性髓内钉内固定
A.术中牵引体位；B、C.术中透视；D.伤口约1cm长度；E.术前X线片；F、G.术后X线片

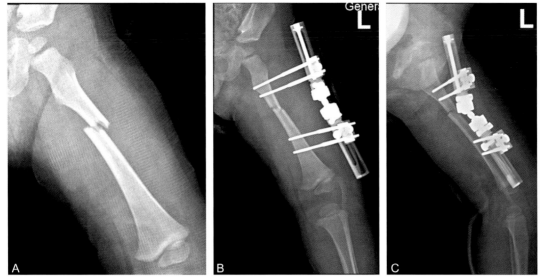

图 4-7　病例 5 左股骨中段开放性骨折术前（A）、术后（B、C）X 线片

（李宝丰　尹庆水　李知玻）

参 考 文 献

谭家昌，杨有猛，徐鸿育，等，2012. 弹性髓内钉与钢板内固定治疗儿童股骨干骨折的疗效对比 [J]. 中国骨与关节损伤杂志，27(12): 1119-1120.

王成，王爱民，2012. 锁定加压钢板治疗股骨干骨折失效临床分析 [J]. 昆明医科大学学报，33(12): 158-159.

王纯育，李跃辉，秦祖恩，2013. 弹性髓内钉治疗小儿股骨干骨折 18 例临床分析 [J]. 实用骨科杂志，19(11): 1029-1030.

王辉亮，于东升，李吉艳，等，2008. 股骨干骨折钢板内固定失效 36 例治疗分析 [J]. 中国误诊学杂志，8(27): 6737-6738.

王建华，2009. 小夹板合皮肤牵引治疗儿童股骨干骨折 28 例 [J]. 实用中医药杂志，25(6): 398.

王亦璁，姜宝国，2007. 骨与关节损伤 [M]. 北京：人民卫生出版社.

翁鉴，曾晖，熊焄，2013. 成人股骨干骨折治疗进展 [J]. 临床骨科杂志，16(1): 92-95.

胥少汀，葛宝丰，徐印坎，2015. 实用骨科学 [M]. 北京：人民军医出版社.

许建国，许鑫，缪金怀，2006. 手法复位杉树皮夹板固定皮牵引治疗儿童股骨骨折 [J]. 中国中医骨伤科杂志，14(2): 11.

张如国，马先华，付晓旭，等，2014. 股骨干骨折术后内固定失效原因分析 [J]. 中国骨与关节损伤杂志，29(12): 1215-1217.

Greiwe R M, Archdeacon M T, 2007. Locking plate technology: current concepts[J]. J Knee Surg, 20(1): 50-55.

第5章

股骨远端骨折

股骨远端通常是指股骨髁和股骨干骺端的区域，距股骨远端关节面 9 ～ 15cm。股骨远端骨折包括股骨髁上骨折和髁间骨折，占整个股骨骨折的 4% ～ 7%，其发生年龄呈双峰分布，一类是青年男性，多发生于高能量损伤，如车祸伤，往往导致股骨远端粉碎性骨折，常见于干骺端，可涉及关节面；另一类是老年女性，多发生于低能量损伤，如老年患者站立时跌倒，骨质疏松是这类患者骨折的主要原因。股骨远端骨折常因严重的软组织损伤、骨折端粉碎、骨折线延伸到膝关节和伸膝结构、有腓肠肌和大收肌等肌肉附着而导致复位难度增加，可能发生畸形愈合、膝关节功能障碍等，是难治的骨折之一。

一、解剖学特点

股骨干骺端位于股骨干远端和股骨髁关节面之前的移行区。股骨干的形状接近圆柱形，其下方末端变宽形成双曲线的髁，主要由骨松质组成，外形呈梯形，因其后部比前部宽、外侧髁比内侧髁宽大，内侧髁前后径大于外侧髁，向远端的延伸也多于外侧髁，所属位置较低。股骨两侧髁关节于前方联合，形成光滑的髌面，膝伸直时可容纳髌骨。股骨内、外侧髁高出部位为内、外上髁，在内上髁之上的小隆起为收肌结节，是一个较明显的解剖标志。

作为复杂的应力传导系统，附着在股骨髁上的肌肉、肌腱、韧带及关节囊等对膝关节功能和稳定性起着重要作用。股骨两侧髁间后面的髁间窝有膝交叉韧带附着，其中前交叉韧带附着于外

侧髁内面后部，后交叉韧带附着于内侧髁外面前部。腓肠肌起源于股骨双髁后方，在其牵拉作用下骨折远端向后移位和成角，而股骨髁间骨折则会发生关节面不平整及旋转畸形。内收肌的牵引可引起内翻畸形，股四头肌和腘绳肌的收缩可使骨折缩短。

由于骨折和神经血管的毗邻关系，3% 的患者可出现血管损伤，1% 的患者出现神经损伤。8% ～ 12% 的患者合并半月板损伤和软骨损伤，约 15% 伴有髌骨骨折。高能量损伤可导致严重的软骨损伤。

股骨的机械轴从股骨头的中心到膝关节的中心，和垂直线有 3° 的成角。该轴延伸至踝关节中心，即为整个下肢的机械轴和解剖轴。股骨的解剖轴在膝关节处与垂直线有 9° 的外翻角。在进行股骨远端手术时，每一例患者都要与对侧比较，以保证股骨有正确的外翻角并保持膝关节轴平行于地面。

二、影像学评估与骨折分型

（一）常规拍摄膝关节（包括股骨髁上部分）正侧位 X 线片

如果骨折为粉碎性，牵引下摄片骨折形态更清楚，有利于骨折分类。股骨髁间骨折，尤其是粉碎性骨折或同时伴有胫骨平台骨折的患者，45° 斜位摄片有助于了解损伤情况。高能量车祸伤时同侧股骨干或股骨颈骨折、髌骨和髋臼骨折的并发率较高，拍摄骨盆正位片、髋关节和股骨全长正侧位片可明确诊断。正常肢体的对照片有

助于制订术前计划。CT 检查可以明确骨折累及关节面的具体情况。如疑有膝关节交叉韧带及半月板损伤，可进行 MRI 检查。

（二）分型

股骨远端骨折分型目前多推荐 Müller 分型，该分型依据骨折部位及程度，将股骨远端骨折分为 3 型：A 型骨折为仅累及远端股骨干并伴有不同程度的粉碎性骨折；A_1 型为干骺端只有一条骨折线，A_2 型干骺端有楔形骨折，A_3 型为干骺端粉碎性骨折；B 型骨折为髁部骨折：B_1 型为外侧髁矢状劈裂骨折，B_2 型为内侧髁矢状劈裂骨折，B_3 型为冠状面骨折（Hoffa 骨折）；C 型骨折为髁部 T 形或 Y 形骨折：C_1 型为非粉碎性骨折，C_2 型为骨干粉碎性骨折合并 2 个主要的关节骨折块，C_3 型为关节内粉碎性骨折（图 5-1）。

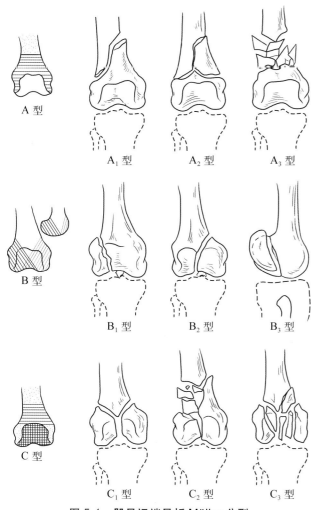

图 5-1 股骨远端骨折 Müller 分型

三、术前计划

股骨远端骨折多需手术治疗，只有在全身情况差而无法耐受手术、严重骨质疏松、伴有神经功能障碍如截瘫或四肢瘫等少数情况下方可采用非手术治疗。手术治疗的目的是最大限度地恢复下肢长度和力线，重建关节面，恢复膝关节功能，降低创伤性关节炎的发生率。即使为无移位的稳定骨折，及早开始关节功能锻炼、采取内固定手术也是合理的。

手术治疗的原则：①解剖重建关节面的完整性，这往往需要切开直视下复位；②除重建关节面等必要操作外，尽量采用微创技术，如关节外骨折使用间接复位和桥接接骨板技术，以避免不必要的软组织剥离；③手术复位应首要恢复下肢长度和力线，纠正成角、短缩和旋转畸形；④内固定强度应允许患者早期进行膝关节功能锻炼。

骨折的固定材料应根据骨折类型和局部软组织条件决定，可选择外固定、接骨板、髓内钉和螺钉等，或几种相结合。外固定支架一般用于临时固定，以备日后行内固定治疗，但在某些软组织条件不允许内固定的情况下也可作为最终固定。对于 A 型骨折可采用不跨关节的外固定支架，允许患者早期活动膝关节；对于 B、C 型骨折，需要跨关节固定，对关节端骨折采取有限切开复位经皮克氏针或螺钉内固定，但关节功能预后不佳。逆行髓内钉可用于易于复位的 A 型和 C_1、C_2 型骨折。A 型骨折远端应保留有足够长度（6cm），以允许拧入交锁钉或打入螺旋刀片。对于简单的 C_1、C_2 型骨折，应采用髌骨内侧或外侧切口，解剖复位关节面，至少用 2 枚螺钉固定，然后再置入髓内钉完成最终固定。除个别情况，如 B_3 型骨折，股骨远端骨折常采用接骨板内固定。距离关节面较近的 A 型骨折、所有 C 型骨折、B_1 和 B_2 型骨折均可采用具有成角稳定性的接骨板，如 95° 髁接骨板、微创固定系统（less invasive stabilization system，LISS）、股骨远端锁定接骨板（locking compression plate，LCP）。B_1、B_2 型骨折可单独使用螺钉如空芯钉固定，也可以同时选择重建接骨板、T 形接骨板或 LCP 做防滑接骨板，增加固定稳定性。B_3 型骨折应选择埋头钉技术，避免影响关节活动。

四、手术操作与技巧

（一）股骨远端骨折切开复位接骨板内固定

具有成角稳定性的接骨板螺钉系统包括LISS、LCP等，此类器械不但能提供角度稳定性，起到内固定支架作用，而且能微创置入螺钉，减少软组织剥离和对血供的破坏。LISS目前已被广泛应用，是常规接骨板理想的替代物。该系统能以最佳方式保护骨的血供，较常规接骨板具有较好的抗感染能力，可以用微创方式完成手术。

【麻醉】 硬膜外阻滞或全身麻醉。

【体位】 患者仰卧于可透X线的手术床上，患侧肢体可自由活动，对侧肢体可固定在手术床上。患侧膝关节在微屈曲位，以防止腓肠肌牵拉股骨远端损伤血管。在股骨靠近远端的骨折，膝关节屈曲可达60°甚至更多。

【操作步骤】

1. 切口 不同的骨折部位选用不同的手术入路。关节外骨折采用膝关节外侧切口，关节内骨折采用髌旁前外侧切口。

关节外骨折时，自Gerdy结节向近端做一5～8cm切口，顺纤维方向纵行劈开髂胫束。在股外侧肌和骨膜之间形成一腔隙，使得内固定器可在股外侧肌和骨膜之间插入。关节内骨折时行髌旁前外侧入路，打开关节，在直视下准确复位骨折，其间既可插入固定器，又可进行锁钉固定。

2. 复位 A型骨折不需要显露骨折端，通过牵引或撑开器恢复股骨的力线和长度。遇骨折块之间残留较大缝隙者应予以复位，否则可能导致骨不连。B型、C型骨折的关节面必须解剖复位。C型骨折者先复位关节面，用克氏针临时固定，透视确认复位满意后用空芯螺钉、骨松质螺钉固定；遇到严重粉碎性骨折，使用埋头钉固定；骨缺损影响复位固定者需要植骨；其次复位干骺端，在腘窝下垫合适小枕，使用间接复位技术。手法牵引困难时可在髁部横行打入1枚斯氏针辅助牵引，也可使用骨折撑开器。原则是恢复力线、长度和旋转对位，不需要解剖复位。复位满意后用克氏针或斯氏针临时固定。如果长度恢复，旋转畸形亦已纠正，也可以先插入接骨板，利用复位螺钉纠正内外翻成角，再完成固定。

3. 固定 根据股骨长度选择合适的接骨板，LISS和LCP的操作基本相同。安装导向及固定装置与接骨板。把固定在导向器上的接骨板插入股外侧肌与骨膜之间，确保接骨板的近端与骨干贴附，接骨板的远端置于股骨外侧髁，克氏针临时固定，透视确认与关节面间的距离，保证螺钉不进入关节或髁间窝。接骨板与股骨干轴线方向完全一致。LCP远端中央螺钉必须与膝关节面平行。在接骨板最近端做一小的皮肤切口，将套筒与接骨板固定，确定接骨板与股骨位置贴附良好后，可以先用骨皮质螺钉使骨干靠近接骨板，以起到骨折复位的作用，然后使用普通或锁定螺钉固定接骨板。

【术后处理】 如无并发症或合并伤，术后次日即可利用关节锻炼运动器进行髋、膝关节活动，直腿抬高运动，锻炼股四头肌肌力。若全身情况许可，1周内扶双拐下床，患侧足部触地部分负重（10～15kg）。8～12周开始增加负重，16～20周弃拐行走。

（二）股骨远端骨折逆行带锁髓内钉固定

【麻醉】 硬膜外阻滞或全身麻醉。

【体位】 患者仰卧于透X线的手术床上，手术全过程用X线电视监控。膝下垫一长枕，维持屈膝45°～55°。

【操作步骤】

1. 切口 在髌腱正中做一5cm直切口，从髌骨下极延伸至胫骨结节上1cm处。沿髌腱中心的纵行纤维切开，在其后的手术过程中应始终使用牵开器保护髌腱。

2. 复位 解剖复位髁间骨折并用克氏针固定，用1个大夹持钳来维持复位。

3. 固定股骨髁骨折 在股骨髁部骨折的前侧及后侧部位，由外向内拧入数枚部分螺纹的6.5mm骨松质螺钉，将股骨的内、外侧髁拉拢在一起。螺钉之间应留有足够的空隙，以便髓内钉置入髓腔中心，侧位X线透视观察前方和后方螺钉之间至少有14mm的距离。如有需要，可由前向后另外拧入几枚4.5mm或6.5mm螺钉，以固定冠状骨折线。

4. 进钉点开口 选择髁间切迹中央为进钉点，即后交叉韧带起点的前方。用开口器通过导向针在该点开出髓内钉的入口。在中立位（无内、外翻）对线状态下确保此入口位于股骨两髁的正中心。以股骨髁为参照调整髓内钉入口的对线方向，而不应以股骨干为参照，因为确定入口对线方向时，股骨干与股骨髁通常尚未完全复位。

5. 扩髓　开出髓内钉入口后，移出尖锥，插入球状头的导针，透视下将导针向前推进越过骨折线进入股骨干。如果股骨模板提示有必要扩髓，用 8mm 前端带刃的髓腔锉扩大入口，然后以 0.5mm 递增量逐渐扩大髓腔，直到其直径比所选择的髓内钉大 1.0 ～ 1.5mm，以避免插钉时髁部发生移位。

6. 置钉　将合适长度及直径的髓内钉与导向器相连接，屈膝 45° ～ 55° 牵引，将髓内钉沿导针推进插入远端髁部。用手推压将髓内钉沿导针向前推进，越过骨折部位并进入股骨干。髓内钉通过骨折部位时应保证骨折维持正确对线，以避免进一步移位。推进髓内钉，直至其末端沉入髁间切迹表面下 2 ～ 5mm，然后拔出导针。开放插钉更容易检查其末端沉入是否恰当，而沉钉不当可导致髌骨撞击。

7. 远端锁定　通常首先上远端的交锁钉。维持骨折合适的对线，将 10 号小刀片经钻孔导向器最远端的孔插入，以确定切口的合适长度。然后在局部戳出一切口，经过筋膜直达骨皮质，经钻孔导向器插入 8mm 外套筒和 4mm 钻头套筒，抵达骨皮质时用 4mm 钻头钻透双侧骨皮质。观察 4mm 钻头外露的代表钻孔深度的刻度，以确定交锁钉合适的长度。对于像干骺端粉碎性骨折一样等稳定性差的骨折可上 3 枚远端交锁钉，但大部分骨折上 2 枚交锁钉足以满足固定的需要。

8. 近端锁定　上近端交锁钉时骨折必须维持正确复位并保持肢体的长度。近端一般用 2 枚交锁钉，首先拧入稍远端的交锁钉。用刀片经钻头导向器戳出一切口，保证皮肤和软组织切口大小及深度合适，以便外套筒和钻头套筒通过并抵达股骨骨皮质。在 4mm 钻头钻孔之前，X 线透视以确保钻头套筒抵在股骨骨皮质上，并且对准髓内钉的锁孔。然后钻孔，测定交锁钉长度，按上远端交锁钉方法置入此枚交锁钉。同法上第二枚近端交锁钉。

9. 关闭切口　用大量盐水冲洗切口，并逐层缝合。如果采用髌腱劈开入路，需修复髌腱。在一定范围内活动膝关节，确定骨折的稳定性及术后是否需支具保护。

（三）股骨后髁骨折切开复位骨松质螺钉固定

股骨后髁骨折常发生在内侧髁，由剪切暴力和撕脱暴力所致，常合并膝关节后脱位。由于骨片缺乏血供，如整复不及时，复位固定不牢，则影响功能恢复，易发生骨折片坏死。因此，应及时切开复位，以骨松质拉力螺钉固定。

【麻醉】硬膜外阻滞或全身麻醉。

【体位】俯卧位。

【操作步骤】

1. 切口　膝关节后内侧切口。于半腱肌、半膜肌、缝匠肌及股薄肌之前做直切口，长约 10cm。

2. 手术　切开皮肤，分离腓肠肌内侧头，切断内侧部分，拉向外侧，使骨折片显露充分，将其完全整复，以 2 枚克氏针固定。根据骨折片大小及螺钉拧入方向选择螺杆和螺纹长度比例合适的 6.5mm 或 4.5mm 骨松质螺钉 2 枚，取 4.5mm 或 3.2mm 钻头钻孔，拧入骨松质拉力螺钉，使骨折片间加压嵌插。

【术后处理】股骨髁部骨折加压骨松质螺钉固定后，术后 24 ～ 48h 拔出引流即可，活动关节和肌肉，2 ～ 3 周持双拐下床，8 ～ 12 周离拐行走。

五、常见并发症

术后并发症主要包括：①感染；②骨不连；③骨折畸形愈合；④内固定失败；⑤膝关节挛缩和功能受限等。

（一）感染

1. 表现　股骨远端骨折术后最常见的并发症是感染，临床表现为手术伤口红、肿、热、痛，可伴有全身发热等症状。有文献报道开放性骨折感染发生率为 20%，闭合性骨折手术感染发生率为 0% ～ 7%，但合并血管损伤、免疫功能低下或多发伤的患者，感染发生率会增高。

2. 原因 易患因素包括：①高能量损伤，特别是在骨血供严重破坏时；②开放性骨折；③广泛的软组织剥离进一步加重骨血供的破坏；④伤口开放时间过长。

3. 防治 精细的手术操作、仔细的软组织保护、预防性使用抗生素和充分的内固定或外固定等可将术后感染控制在可接受的范围内。注意选择最佳的手术时机，尤其是开放性骨折或伴严重软组织损伤的患者。开放伤口不应行一期闭合，而应反复彻底清创二期缝合伤口。严格遵守防治原则、牢固内固定和早期功能锻炼，患者将获得良好的功能恢复，大大降低感染风险。

如已发生术后感染，则需要对伤口进行引流及积极地灌洗和扩创。如深部感染形成脓肿，则应开放伤口，进行二期闭合。

（二）骨不连

又称骨折不愈合，是骨折在某些条件影响下，骨折愈合功能停止，甚至骨折端形成假关节。有文献报道股骨远端骨折骨不连发生率约为 4%。骨不连常发生于髁上部位，髁间骨折骨不连很少见。易患因素：①骨丢失或缺损；②高能量损伤，骨折粉碎合并严重的软组织损伤；③骨折固定不稳；④粉碎性骨折，未行自体骨移植来促进骨愈合；⑤感染；⑥手术剥离过多。股骨远端骨不连虽不多见，但处理起来较困难，关键在于预防。治疗骨不连不仅要进行稳固固定，同时还要恢复膝关节的运动。大多数髁上骨不连病例不适合使用髓内钉，需要用固定角度装置和侧钢板进行内固定。

（三）骨折畸形愈合

股骨畸形愈合多见于非手术治疗患者，主要包括成角、短缩、旋转畸形 3 种类型。Neer 等报道非手术治疗畸形愈合的发生率为 5%。股骨畸形愈合以内翻畸形多见，尤其是干骺端内侧粉碎性骨折时。为避免畸形愈合，有学者建议在骨折最初治疗时行内侧植骨并加用内侧钢板。尽量在术前获得足够的影像学资料，根据健侧确定正确解剖对线，选择内置物的正确位置，以避免对线不良的发生。畸形愈合的治疗主要是截骨矫形和内固定。

（四）内固定失败

内固定失败的易发因素：①骨折粉碎严重；②年龄较大和骨量减少；③低位髁骨折和粉碎的髁间骨折；④过早负重；⑤感染。切开复位内固定后最好尽早进行功能锻炼，早期使用持续被动运动辅助训练，随后加强主动锻炼并辅以被动锻炼。但手术医师必须明确手术固定的稳定程度，如骨质量或骨折类型不足以使固定稳定，应植骨或双钢板固定，并延迟活动。一旦固定失败证据确凿，应判断通过减少活动或负重能否获得愈合。

（五）膝关节挛缩和功能受限

股骨远端骨折治疗后关节功能部分丧失比较常见。治疗的主要目的是获得膝关节的功能性运动范围。膝关节活动范围一旦受限，必须找出其原因。可能的原因：①髌股关节或股胫关节的关节面复位不良；②关节内固定物的影响；③关节内粘连；④韧带或关节囊挛缩；⑤股四头肌或腘绳肌瘢痕；⑥创伤性关节炎。根据上述原因分别进行进一步的处理。如果是由于关节面复位不良或关节内固定物的影响，只能通过再次手术纠正畸形或取出内固定来解决。关节内粘连和关节周围肌肉挛缩应早期采取积极的物理治疗。如效果欠佳，可在麻醉下手法松解，或行关节切开和粘连松解，或进一步行关节囊韧带和肌肉等松解。伴有严重股四头肌挛缩的情况时处理十分困难，尤其是股骨远端髁上有区域瘢痕形成时。在膝关节功能明显受限的情况下，可行股四头肌松解。

六、典型病例与专家点评

[病例 1] 黎某，因"左膝关节置换术后 2 年，摔倒致左膝疼痛、肿胀、无法活动 6h"入院。X 线检查示左膝假体周围骨折（AO 分型 A₁ 型），完善术前检查后排除手术禁忌证，行左股骨远端假体周围骨折锁定钢板内固定术（图 5-2）。

★专家点评：该患者行膝关节假体置换术后发生假体周围骨折。对于此类骨折，需要进行 CT 检查以判断假体是否松动，假体不松动的可行钢板固定骨折，假体发生松动，则需更换加长型假体。

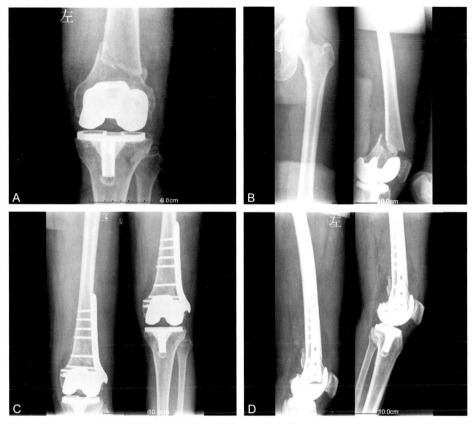

图 5-2　病例 1 左股骨远端周围骨折钢板内固定术术前（A、B）及术后（C、D）X 线片

[病例 2]　李某，因"高处坠落伤致左膝部肿痛 8h"入院。X 线检查示左股骨远端骨折（AO 分型 A₃ 型），入院后给予胫骨结节骨牵引、消肿、止痛、对症处理。完善检查后麻醉下行左股骨远端锁定钢板内固定术（图 5-3）。

★专家点评：该患者骨折累及远端股骨干骺端，呈粉碎性，股骨髁关节面没有累及，因此按照 AO 分型归为 A₃ 型。对于这一类型骨折，手术时纠正股骨的力线、成角及旋转，骨折上下两端桥接钢板固定即可。

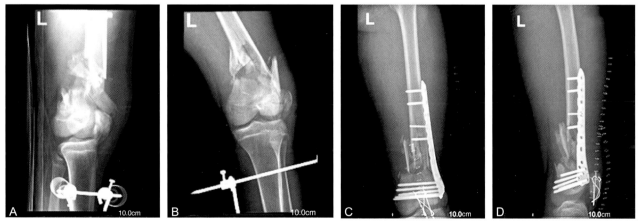

图 5-3　病例 2 左股骨远端锁定钢板内固定术术前（A、B）及术后（C、D）X 线片

[病例3]　何某，高处坠落伤致左大腿肿痛、无法站立6h，当地医院拍片后诊断为左股骨远端骨折，给予胫骨结节牵引固定。为进一步治疗转入本院。X线检查示左股骨远端骨折（AO分型C₂型），入院后给予持续胫骨结节骨牵引、消肿、止痛、对症处理。完善检查后麻醉下行左股骨远端锁定钢板内固定术（图5-4）。

★专家点评：该患者X线片可见股骨远端股骨干粉碎性骨折，同时合并髁部T形骨折，关节内并没有粉碎性骨折块，因此按照AO分型归为C₂型。对于这类C型骨折，处理上要比A型骨折困难一些，往往需要辅助内侧或上方小切口，帮助复位股骨髁，将股骨髁骨折固定后，C型骨折转变为A型骨折，再按照A型骨折的处理方法进行处理。

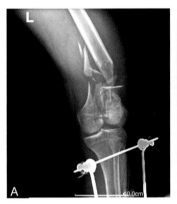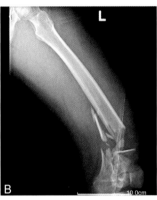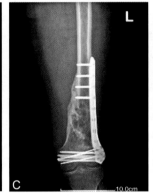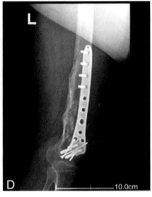

图5-4　病例3左股骨远端骨折术前（A、B）、术后（C、D）X线片

[病例4]　樊某，因"骑单车不慎摔伤致膝部疼痛、活动受限，无法站立2h"入院。完善X线片、CT平扫检查后诊断为右股骨远端骨折（AO分型B₃型），给予右股骨远端空芯螺钉内固定（图5-5）。

★专家点评：该患者骨折发生在髁部，CT检查可见髁部冠状面骨折，属于B₃型，又称Hoffa骨折。临床少见，处理上主要是尽可能做到解剖复位，空芯拉力螺钉从前向后固定，可起到非常好的把持作用；术后负重下蹲练习时间要适当晚一些，以免发生骨折再移位、内固定失效。

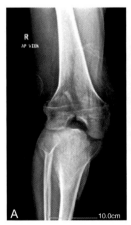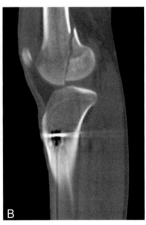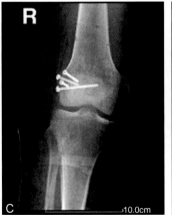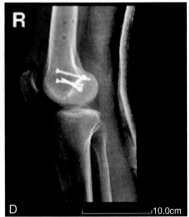

图5-5　病例4 Hoffa骨折切开复位空芯螺钉内固定术术前（A、B）及术后（C、D）X线片

[病例 5] 老年男性，不慎摔倒致股骨远端骨折（AO 分型 A_1 型），经消肿、止痛、制动等对症处理，完善检查后，全身麻醉下行股骨远端逆行髓内钉内固定术（图 5-6）。

★专家点评：该患者骨折为股骨远端骨干部斜行骨折，未累及髁部，为 A_1 型。逆行髓内钉也是治疗股骨远端骨折的一种很好的方法，特别是对于 A 型骨折。如果术中固定稳定性良好，可嘱患者早期下床活动。

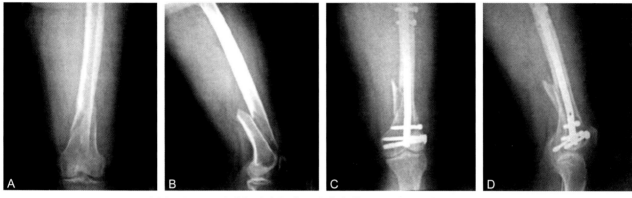

图 5-6 病例 5 股骨远端逆行髓内钉内固定术术前（A、B）及术后（C、D）X 线片

(李宝丰 章 莹 陆 翮)

参 考 文 献

邱贵兴，戴尅戎，2015. 骨科手术学 [M]. 4 版. 北京：人民卫生出版社.

胥少汀，葛宝丰，徐印坎，2012. 实用骨科学 [M]. 北京：人民军医出版社.

杨晓飞，李伟，韩立仁，等，2005. 关节镜引导下逆行带锁髓内钉治疗股骨髁上骨折 [J]. 中华创伤杂志，21(5)349-351.

Azar F M, Beaty J H, Canale S T, 2012. 坎贝尔骨科手术学 [M]. 唐佩福，王岩，卢世璧，等译. 13 版. 北京：北京大学医学出版社

Banffy M B, Vrahas M S, Ready J E, et al, 2011. Nonoperative versus prophylactic treatment of bisphosphonate-associated femoral stress fractures[J]. Clin Orthop Relat Res, 469(7): 2028-2034.

Donald A.Wiss D A, 2005. 骨折 [M]. 范华，孟宾钧，卢强，等译. 沈阳：辽宁科学技术出版社.

Giusti A, Hamdy N A, Papapoulos S E, 2010. Atypical fractures of the femur and bisphosphonate therapy: A systematic review of case/case series studies[J]. Bone, 47(2): 169-180.

Odvina C V, Zerwekh J E, Rao D S, et al, 2005. Severely suppressed bone turnover: a potential complication of alendronate therapy[J]. J Clin Endocrinol Metab, 90(3): 1294-1301.

Rüedi T P, Buckley R E, Moran C G, 2010. 骨折治疗的 AO 原则 [M]. 2nd expanded edition. 上海：上海科学技术出版社.

Shane E, Burr D, Ebeling P R, et al, 2010. Atypical subtrochanteric and diaphyseal femoral fractures: report of a task force of the American Society for Bone and Mineral Research[J]. J Bone Miner Res, 25(11): 2267-2294.

Wiesel S W, 2013. 骨科手术学 [M]. 张长青，译. 上海：上海科学技术出版社.

第6章

胫骨平台骨折

一、解剖学特点

胫骨平台由胫骨近侧的干骺端和关节面共同组成，平台的两侧分别为内侧平台和外侧平台，内侧平台较大且凹陷，外侧平台较小且隆起，这些特点有助于在侧位X线片上区分内、外侧平台；内侧平台的骨质相对外侧平台更为坚固；平台中部为隆起的髁间嵴，分为内侧嵴和外侧嵴，是前、后交叉韧带和半月板的止点。在关节面前下方为胫骨结节，是髌腱的止点。胫骨结节外侧的Gerdy结节是髂胫束的止点，腓骨头有腓侧副韧带和股二头肌肌腱止点（图6-1～图6-3）。

胫骨平台内、外侧不等高，平台切线与胫骨干的轴线并不垂直，约成85°的交角。此外，胫骨平台前高后低，我国人体的后倾角在内侧平台平均为14.8°，外侧平台为11.8°。

二、影像学评估与骨折分型

（一）膝关节与胫腓骨的正侧位X线片

X线片应作为胫骨平台骨折的常规检查，可以从整体上了解骨折的形态及移位情况。膝关节的前后位和侧位X线片可以评估胫骨髁部劈裂、关节面塌陷及相对胫骨干轴线的偏斜情况。在可疑合并有侧副韧带损伤的病例，可以加摄外翻及内翻应力位片，如应力下关节间隙较对侧增宽超过1cm则提示侧副韧带受损。但需要注意的是，因为髁部骨质的阻挡，X线片对于胫骨平台骨折特别是靠近平台中部的较轻微的塌陷骨折存在一定的漏诊率，对于骨折的移位和塌陷程度也容易出现判断不准确的情况。

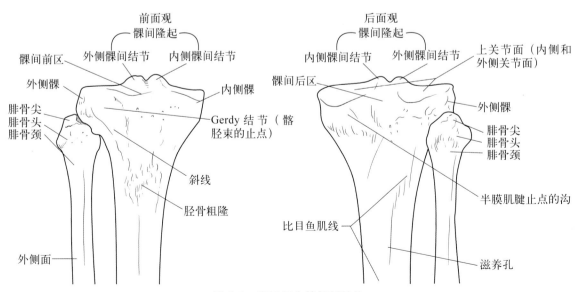

图 6-1　胫骨平台的解剖结构

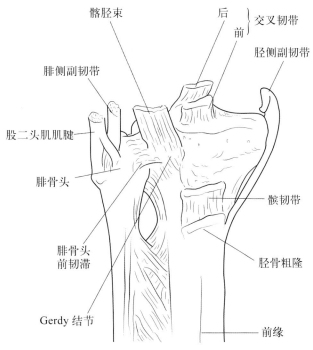

图 6-2　胫骨平台周围的韧带附着

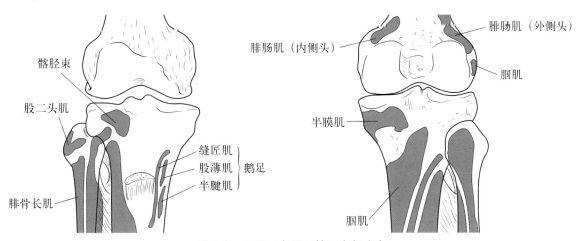

图 6-3　胫骨平台周围的肌肉起止点

（二）以胫骨平台为中心的 CT 扫描

CT 扫描应作为较复杂或者 X 线片诊断可疑的胫骨平台骨折的常规检查。相对于 X 线检查，CT 扫描能够提供更为翔实的信息，是评估关节内骨折移位程度的最佳方法，CT 可进行多层面的扫描显示，以有效避免 X 线检查中骨质遮挡带来的漏诊问题。骨三维重建可更为直观地展示骨折的移位，立体化显示胫骨的损伤情况，对于制订复杂胫骨平台骨折的术前计划尤为重要。

对于可疑有腘血管损伤的患者，应进行 CT 血管造影检查。

（三）膝关节 MRI 扫描

对于可疑合并韧带损伤的胫骨平台骨折，可以增加 MRI 检查进行明确诊断。

（四）骨折分型

1. Schatzker 分型　当前，Schatzker 分型是胫骨平台骨折分型中应用最广和最被接受的分型方法，由 Schatzker 于 1979 年提出，共分为六型（图 6-4）：

Ⅰ型：单纯外侧平台劈裂骨折，典型的楔形非粉碎性劈裂折块，向外下移位，此型骨折常见于无骨质疏松的年轻患者。

Ⅱ型：外侧平台劈裂合并塌陷骨折，外侧楔

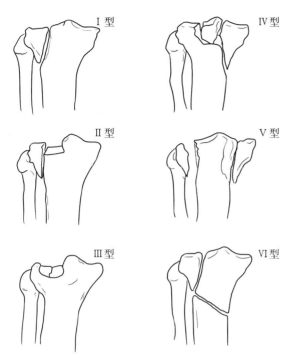

图 6-4 胫骨平台骨折的 Schatzker 分型

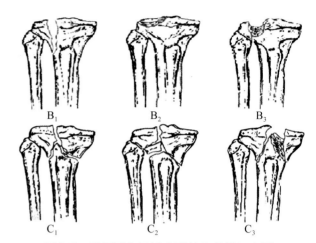

图 6-5 胫骨平台骨折 OTA/AO 分型示意图

形骨块劈裂分离,并有关节面向下压缩陷入干骺端,此型骨折最常见于老年患者。

Ⅲ型:单纯外侧平台中央压缩骨折,关节面被压缩陷入平台,外侧皮质完整,易发生于骨质疏松者。

Ⅳ型:内侧髁骨折,此型骨折可以是单纯的楔形劈裂或是粉碎性和压缩性骨折,常累及胫骨髁间嵴。对于此型骨折,治疗过程中应注意评估神经及血管的损伤情况。

Ⅴ型:双髁骨折,两侧胫骨平台均有骨折,但仍有干骺端与骨干保持连续性。

Ⅵ型:伴有干骺端与骨干分离的平台骨折,除单髁、双髁关节面骨折外,还存在胫骨干近端横行或斜行等骨折。

2. OTA/AO 分型　OTA 分型是以 AO 分型为基础发展而来,优点是分型标准与其他长骨一致,不足之处在于分型过于繁杂,不利于临床应用。OTA/AO 分型中 A 型是关节外骨折,B 型和 C 型涉及平台关节面。B 型为关节内部分骨折,又分为三类:B_1 型是单纯劈裂骨折,B_2 型是单纯塌陷骨折,B_3 型是劈裂 + 塌陷骨折;C 型为关节内完全骨折,也分为三类:C_1 型是关节和干骺端简单骨折,C_2 型是关节简单骨折 + 干骺端粉碎性骨折,C_3 型是关节内粉碎性骨折(图 6-5)。

3. 三柱分型(图 6-6)　罗从风等以 A(胫骨结节)、B(胫骨平台内侧嵴)、C(腓骨头前缘)和 O(髁间棘连线中点)四个点连线,将胫骨平台划分为内侧柱、外侧柱和后柱,累及相应区域的骨折称为柱骨折,应分别进行复位和固定。

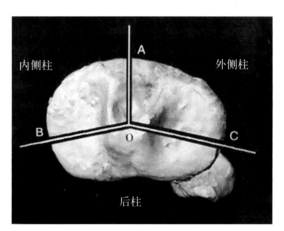

图 6-6 胫骨平台的三柱理论

三柱分型俯视关节面的损伤和骨折块移位情况,有助于在术前制订手术策略,选择合适的手术切口和内固定位置。三柱分型理论把胫骨平台骨折分为五类:零柱骨折、内侧柱骨折、外侧柱骨折、双柱骨折、三柱骨折。对于涉及后柱的骨折,选择后内侧倒 L 形切口能够达到更准确的复位和固定,术中可考虑采用漂浮体位以方便操作。

三、术 前 计 划

胫骨平台骨折的术前准备首先应包括详细的病史询问和仔细的体格检查,病史询问的重点在于了解损伤机制，以提示可能出现损伤的结构并为手术入路和复位方式提供参考，如膝关节屈曲和内翻损伤常导致内侧平台的后方劈裂和（或）压缩，此时应从内侧切口进行整复并放置支撑钢板。体格检查的重点应包括：

1. 注意了解是否伴有神经、血管及周围韧带、半月板的损伤，对于合并韧带和半月板损伤的患者，有条件的话可以进行一期修补，也可以留待二期修补。

2. 是否存在骨筋膜室综合征的表现，如存在则应进行脱水、消肿治疗，必要时须急诊切开骨筋膜室减压。

3. 观察皮肤和软组织损伤情况，对于有擦伤及肿胀明显的情况，应待肿胀和炎症消退后再行手术，以减少切口并发症的发生（图 6-7）。

4. 对于移位严重的高能量损伤，早期可行牵引复位和外固定架固定，以利于软组织修复，减少后期复位困难。

5. 对于开放性的胫骨平台骨折，Gustilo I 型且创口污染不严重者在彻底清创并保证内固定物和骨质可有良好软组织覆盖的条件下可以选择一期内固定；Gustilo II 型以上者不建议选择内固定，可以选择外固定或者清创后予以骨牵引复位，待创面炎症消退后再行二期手术复位及内固定治疗。

四、手术操作与技巧

胫骨平台骨折属于关节内骨折，总的治疗原则为关节面解剖复位、坚强固定，以便早期开始功能锻炼。

麻醉一般采用硬膜外阻滞，根据骨折具体情况和术前制订的复位计划选择仰卧、俯卧或漂浮体位。

（一）常用的手术切口

前外侧切口自股骨外侧髁下行至胫骨前缘，依骨折移位可适当前后调整，应用经皮插板技术时可以只切开近端和远端。切开髂胫束，尽量减少剥离髂胫束及胫前肌群的起点，必要时在外侧半月板下切开关节囊，可以直视关节面。

后内侧切口可选纵行或倒 L 形切开，注意勿损伤大隐静脉和隐神经分支。鹅足或牵开，或标记后切断，从腓肠肌内侧头腹侧进入，切开比目鱼肌止，用 Homa 拉钩牵向外侧，在屈膝位操作可减少胫后神经血管张力。经劈裂折线或在后侧皮质开窗，有助于显露后方塌陷的骨折块。

（二）塌陷关节面的处理

对于塌陷的胫骨平台关节面骨块，必须设法

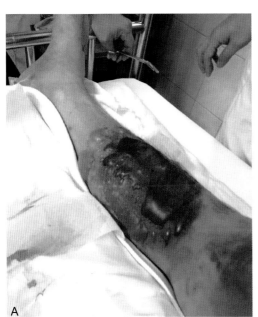
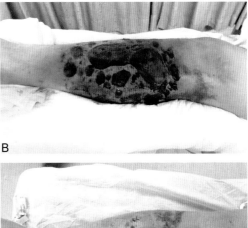
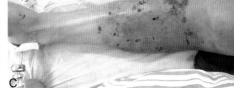

图 6-7　皮肤和软组织损伤

A. 胫骨平台伤后 24h，患肢明显肿胀并伴张力性水疱形成；B. 跟骨结节牵引并给予甘露醇脱水治疗 1 周，肿胀明显消退，水疱吸收；C. 牵引后 2 周，肿胀基本消退，水疱完全吸收并新生上皮覆盖

进行整复。边缘部位的塌陷可以直接从下方进行复位，对于中央部位塌陷，如果合并边缘骨块的劈裂，可以将劈裂骨块翻开，先整复中央的塌陷区域（图6-8A）。塌陷骨块抬起后，必须在下方的空腔内进行植骨支撑。植骨材料可以选择自体骨，亦可以选择同种异体骨（图6-8B）。

（三）术中透视

在胫骨平台骨折的整复过程中，应利用C形臂机进行术中透视检验复位效果（图6-8C）。术中透视时应重点观察以下几点。

1. 胫骨的力线是否恢复良好？胫骨作为小腿的承重骨，力线的恢复非常重要。所以透视范围不应局限于膝关节及胫骨平台一隅，而应尽可能地观察到整个胫骨的轴线，这一点对于严重的Ⅵ型骨折尤为重要。胫骨力线恢复不良的患者，术后很容易出现功能障碍及创伤性关节炎。

2. 平台关节面是否恢复良好？从正、侧两个角度对平台关节面进行观察，正位透视应看到关节线平滑连续，并达到外侧平台较内侧平台稍高的解剖形态，侧位透视时注意关节面的平整及平台后倾角度的恢复。

除此之外，还应在正位透视图像中比较股骨内外侧髁与胫骨平台的宽度，二者应该宽度相当，如果胫骨平台宽度增加，往往说明移位的骨折块还没有整复。对于髁间分离移位的骨折块，可先将钢板安置在适当的位置，然后以大的点式复位钳钳夹在钢板的钉孔上，通过钢板对骨折块施加压力，争取达到更好的复位效果。

3. 固定完成后，应再次透视检查钉道，避免螺钉进入关面。

（四）一期修复合并的软组织损伤

高能量的胫骨平台骨折常合并膝关节的侧副韧带撕裂，术中对骨折进行复位及固定后，行侧方应力试验检验，如果发现失稳，可以进行一期修复。

膝关节外侧副韧带止于腓骨小头，对于胫骨平台骨折合并腓骨小头骨折的患者，应警惕外侧副韧带止点撕脱的可能，必要时复位固定腓骨小头骨折（图6-9）。

（五）胫骨平台后柱骨折

胫骨平台后柱骨折可以采用大小及形状合

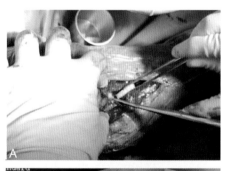
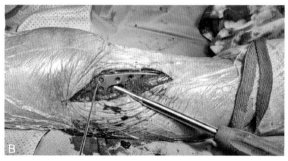
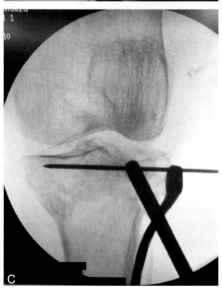

图6-8　A.从塌陷关节面下方的骨折线内进行植骨；B.压实植骨，支撑钉板固定；C.术中透视观察复位情况

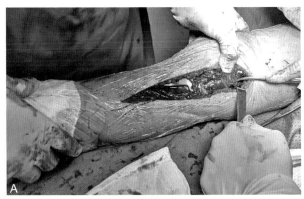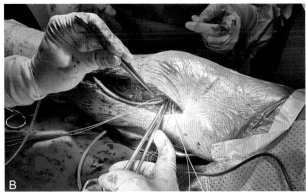

图 6-9　一期修复合并的软组织损伤

A. 胫骨平台骨折复位固定完成后进行侧方应力试验检查；B. 带线锚钉一期缝合修复合并的侧副韧带损伤

适的桡骨远端钢板或解剖型钢板进行支撑固定（图 6-10）。

五、常见并发症

（一）创伤性关节炎

创伤性关节炎是胫骨平台骨折比较常见的并发症之一，与平台关节面损伤严重、胫骨髁复位欠佳、力线不正密切相关。在手术中应力争获得平台关节面的解剖复位，并注意纠正干骺端骨折的成角、分离、塌陷移位。

（二）感染

胫骨平台骨折术后感染的发生率可达 12%，损伤程度比较严重的病例常为高能量损伤，往往伴有皮肤软组织的严重挫伤甚至骨折端的开放，或切开复位范围广泛及手术时间延长，都是造成术后切口感染的危险因素。术后感染可能导致内固定失败甚至化脓性的骨髓炎和膝关节炎，必须严格预防。对于 Gustilo Ⅰ 型的开放性骨折宜在充分清创后选择内固定，但必须有充分的把握闭合切口并给予内固定物以良好地覆盖。Ⅱ 型以上的开放性骨折宜在充分清创后临时应用外固定。对于手术时间超过 3h 的病例，术中应增加一次抗生素应用。

（三）切口皮肤坏死

胫骨平台的前外、前内侧软组织均较薄，软组织肿胀时置入内固定物容易造成切口的张力增高，导致皮缘坏死及内固定物外露。对于软组织挫伤、肿胀明显的病例，宜等待皮肤肿胀消退后再行手术，术中应避免切口位于内固定物上方。

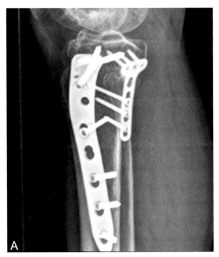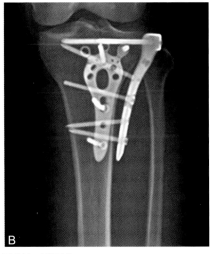

图 6-10　胫骨平台后柱骨折钉板固定

A. 桡骨远端 3.5mm T 型钢板；B. 解剖型钉板

（四）术后关节活动受限

因为平台骨折合并关节周围的软组织挫伤及术后的关节制动，常遗留术后关节活动度的下降。牢固的手术固定及术后及早进行康复锻炼是减少术后关节僵硬的最重要手段。

（五）骨折不愈合及畸形愈合

有的病例因严重多发伤，有的病例因局部开放性损伤，早期未及时治疗骨折；还有一些病例因非手术治疗或手术治疗但复位不良，或固定不牢靠后期复位丢失，会造成骨折不愈合或畸形愈合。依据病例的个性特点，如症状或体征明显，骨折不愈合的患者可选择病灶清理、取髂骨或异体骨植骨、骨折复位内固定术，骨折畸形愈合的患者可选择关节内或外截骨矫形手术治疗。如关节功能不能修复，还可以选择关节融合术或关节置换术。

六、典型病例与专家点评

[病例1]　李某，32岁，Schatzker Ⅰ型胫骨平台骨折，经皮螺钉固定（图6-11）。本例为胫骨平台外侧髁的劈裂骨折，Schatzker 分型为Ⅰ型，骨折无明显移位，未切开皮肤，在透视引导下依骨折形态，克氏针临时定位，经皮拧入3枚空芯钉。

★专家点评：无移位骨折可以非手术治疗，但关节内骨折为防止复位丢失和便于早期功能活动，亦可知情选择微创内固定。倒三角形分布的螺钉有助于控制关节面分离。患者骨质正常，未选用垫片支撑。

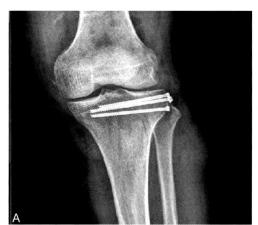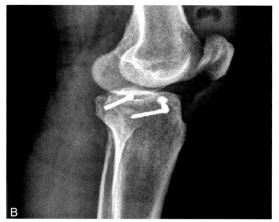

图6-11　病例1 Schatzker Ⅰ型骨折空芯钉固定
A. 正位片，劈裂骨折，无移位；B. 侧位片

[病例2]　李某，女，36岁，Schatzker Ⅱ型胫骨平台骨折（图6-12），患侧术前正位X线片可见外侧髁皮质纵行劈裂，外侧平台关节面的软骨下骨塌陷，为外侧髁的劈裂并塌陷骨折，Schatzker 分型 Ⅱ型。经前外侧入路显露，在外侧髁劈开折线处牵开外侧皮质，显露塌陷部位，检查半月板损伤，撬拨抬起塌陷的关节面，在其下方缺损区植骨，合拢外侧皮质，克氏针临时固定，透视检查复位满意后，以支撑钢板固定，近排螺钉尽量靠近关节面，减少骨折块再塌陷可能。

★专家点评：通过劈裂的骨皮质折线，一般可以轻松找到塌陷的关节软骨。外翻压力是造成关节面下陷的原因，在复位时应注意内翻小腿，充分复位关节面塌陷。锁定钉板的近排螺钉排列形似竹筏，形成支撑效应。

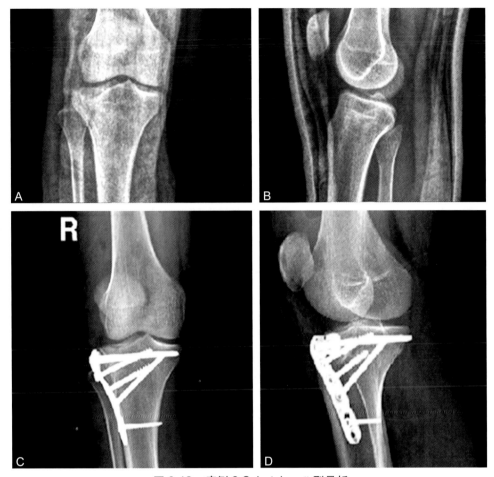

图 6-12　病例 2 Schatzker Ⅱ型骨折

A. 外侧髁皮质纵行劈裂、关节面塌陷；B. 术前侧位片；C. 前外侧入路经劈裂折线显露塌陷处，撬拨抬起塌陷关节面，下方植骨，合拢外侧皮质，支撑钢板固定，近排螺钉尽量靠近关节面；D. 术后侧位片

[病例 3]　郭某，男，50 岁，Schatzker Ⅲ型（图 6-13），经前外侧入路显露外侧髁皮质，在适当位置开窗，由此寻找塌陷的骨块，可透视下定位，亦可应用关节镜辅助观察关节面，轻柔向上推顶复位塌陷的关节面。植骨和固定的方法同上一病例。

★专家点评：与 Schatzker Ⅱ型骨折有区别，Ⅲ型骨折的特点是没有明显的外侧髁皮质劈裂，故应根据 CT 等影像资料判断塌陷折块的准确位置，在外侧髁上选择便于关节外显露折块和操作复位的开窗点。骨松质骨折嵌压后易于愈合，故间接复位手术的时机宜早，过晚可能不易复位。

[病例 4]　何某，女，31 岁，Schatzker Ⅳ型胫骨平台骨折（图 6-14），行经皮空芯钉固定。

★专家点评：本例为单纯内侧髁骨折，折块大且移位不明显，患者年轻、骨质正常，故选用

经皮空芯钉固定。术后早期辅助石膏托外固定，早期勿完全负重。

[病例 5]　钟某，女，32 岁，Schatzker Ⅳ型胫骨平台骨折并半脱位（图 6-15），经胫骨近端内侧倒 L 形切口显露，将腓肠肌内侧头向外侧牵开，保护腘窝神经、血管，扩大骨折移位，清理复位塌陷的关节面，牵引外翻复位内侧髁，透视检查满意后植骨并支撑钢板固定。

★专家点评：对于向后内移位明显甚至伴有股胫关节半脱位的病例，宜选择仰卧位"4"字试验体位或俯卧位，行后内侧切口，在后方和（或）内侧支撑固定移位折块，防止复位丢失。这种病例经常伴有半月板卡夹、外侧副韧带止点撕脱骨折，在外侧辅助小切口有助于复位半脱位和修复相关损伤，减少二次手术修复膝外侧不稳定的可能。

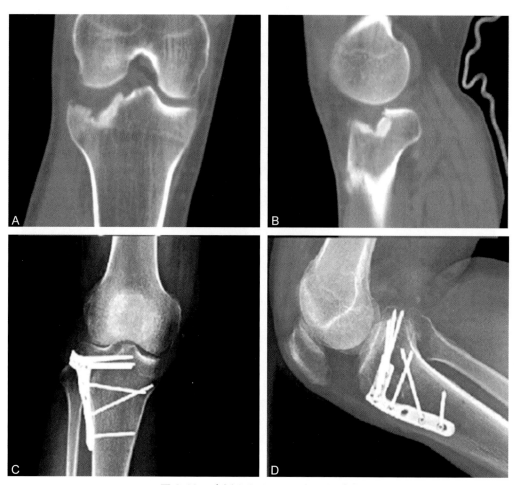

图 6-13　病例 3 Schatzker Ⅲ型骨折

A. 术前冠状位 CT；B. 矢状位 CT，可见关节面塌陷。经前外侧入路显露外侧髁，关节下开窗找到塌陷骨块，透视下复位，植骨后钉板固定；C. 术后复查 X 线正位片；D. X 线侧位片，见塌陷骨折块复位

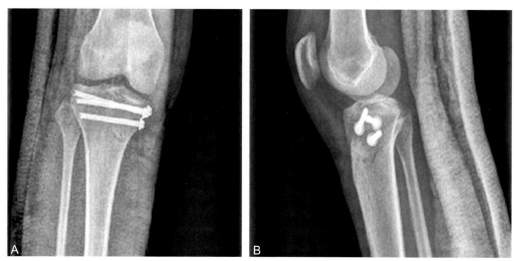

图 6-14　病例 4 Schatzker Ⅳ型骨折，透视指导下经皮空芯钉固定

A. 术后正位片；B. 术后侧位片

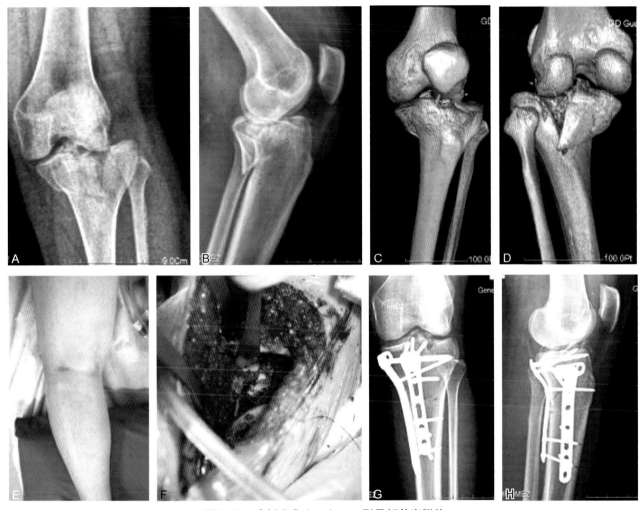

图 6-15　病例 5 Schatzker Ⅳ 型骨折并半脱位

A、B. 术前 X 线检查，胫骨内侧髁向内后侧移位，股骨外侧髁陷 X 骨折线；C、D. 三维重建正面和后面观；E. 俯卧位手术；
F. 行内侧倒 L 形切口，将腓肠肌内侧头向外牵开，扩大骨折移位，清理复位塌陷的关节面，牵引外翻复位内侧髁，透视
检查满意后植骨并钢板固定；G、H. 术后正、侧位 X 线片，股骨外侧髁复位

[**病例 6**]　陈某，男，45 岁，Schatzker Ⅴ 型胫骨平台骨折（图 6-16），本例内、外侧髁均有骨折但未累及髁间骨质，Schatzker 分型属于 Ⅴ 型。两侧骨折程度均较严重，故选择仰卧位和胫骨近端后内侧 + 前外侧切口，将患肢放于"4"字试验体位，经内后切口复位固定内侧髁骨折，用桡骨远端 T 形板固定于后侧，胫骨近端 T 形板固定于内侧，再将患肢伸直，行前外侧切口复位外侧髁，用胫骨近端前外侧板固定。

★专家点评：双髁骨折的损伤能量常较大，骨折移位明显，可先行复位骨折形态相对简单、易于复位和固定的一侧，在固定时先用短螺丝钉，以免影响对侧骨折块复位。如骨折粉碎和移位程度一侧重而另一侧轻，亦可在骨折和移位程度较

轻的一侧选择经皮螺钉内固定或不固定，但另侧须用锁定钉板固定稳固。

[**病例 7**]　赵某，女，56 岁，Schatzker Ⅵ 型胫骨平台骨折（图 6-17），本例选择胫骨近端前外侧切口，切断髂胫束部分止点，剥离胫前肌群起点，显露胫骨近端外侧骨面，依骨折特点先后整复干骺端和髁部骨折块。内侧髁骨折移位不明显但骨折粉碎，在胫骨近端内后侧切开，增加钉板固定。

★专家点评：Schatzker Ⅵ 型胫骨平台骨折的髁部及干骺端均有骨折线，平台与骺无骨性连接、完全分离，为极不稳定的骨折类型，故常规选用双板固定。本例外侧髁骨折移位明显，内侧髁粉碎性骨折但移位不明显，故将长板置于外侧。

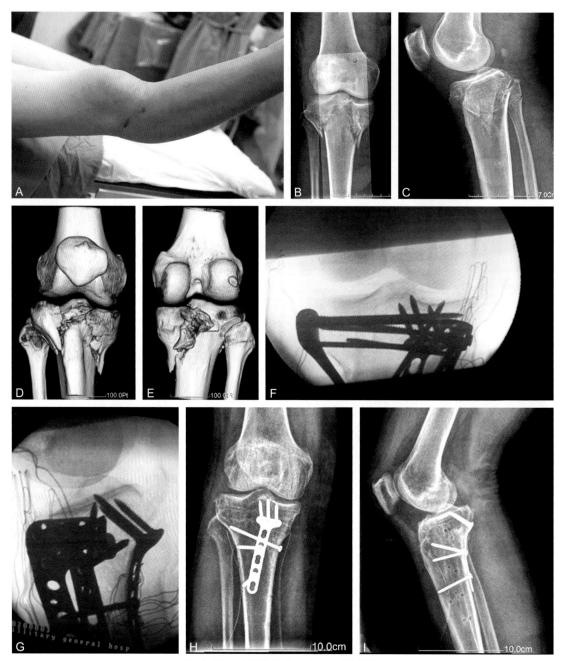

图 6-16　病例 6 Schatzker Ⅴ型骨折

A. 术前患肢大体照片图；B、C. X 线正、侧位片；D、E. 三维 CT 正面、后面观；仰卧位屈膝行胫骨近端后内切口，用桡骨远端 T 形板固定于后侧，胫骨近端 T 形板支撑固定于内侧，再伸直患肢，行前外侧切口复位外侧髁，用胫骨近端前外侧板固定；F、G. 术中透视正位、侧位片；H、I. 术后一年取出外侧钢板正位、侧位片

[病例 8]　孙某，男，46 岁，Schatzker Ⅵ型胫骨平台骨折（图 6-18），本例骨折属于 Schatzker Ⅵ型，内侧髁骨折波及干骺端与骨干交界处，选取内后侧切口，胫骨远端内侧 T 形板复位固定内后侧皮质，再行前外侧切口，支撑固定外侧髁。

★专家点评：双切口显露复位骨折给皮肤和软组织带来坏死风险。因此，两切口要保持足够间距，避开皮肤原有损伤，充分消肿后再进行手术。Schatzker Ⅵ型区别于 Ⅴ型损伤的特点是整个干骺端均与干部分离，故支撑侧的钢板宜选得更长，有利于应力分散。

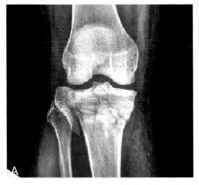
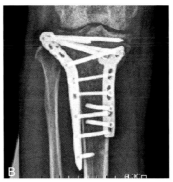
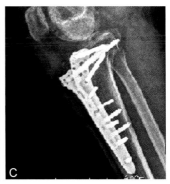

图 6-17　病例 7 Schatzker Ⅵ型骨折，双入路双钉板固定

A. 术前 X 线正位片，显示外侧髁向外移位明显；B、C. 术后 X 线正、侧位片，支撑钢板放在外侧

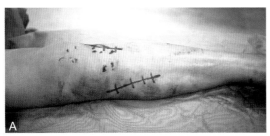

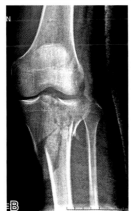
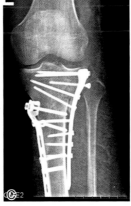
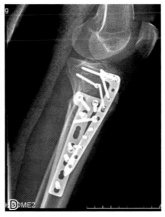

图 6-18　病例 8 Schatzker Ⅵ型骨折，双入路双钉板固定

A. 术前大体照；B. 术前 X 线正位片，内侧髁分骺间移位明显；C、D. 术后正、侧位片

（王新宇　夏　虹　夏远军）

参 考 文 献

蔡华琦，Koirala A，张继扬，等 . 2018. X 线数字断层融合成像在胫骨平台骨折 Schatzker 分型诊断中的价值 [J]. 中华骨科杂志，38(11): 20-23.

蔡史健，钟志刚，赵资坚，等 .2017. 膝关节镜下辅助复位微创内固定手术治疗胫骨平台 Schatzker Ⅰ - Ⅲ型骨折疗效分析 [J]. 创伤外科杂志，19(9): 335-337.

费晨，魏巍，张斌飞，等 .2019. 胫骨平台骨折患者围手术期下肢深静脉血栓形成发生规律及危险因素分析 [J]. 中华创伤骨科杂志，21(2): 22-25.

高士濂 .2006. 实用解剖图谱 [M]. 上海：科学技术出版社：202-209.

洪顾麒，吕天润，陈群，等 .2017. 三切口入路治疗累及后侧平台的复杂胫骨平台骨折 [J]. 中华骨科杂志，37(12): 28-30.

蒋靓君，李杭，李伟栩，等 .2019. 胫骨平台骨折畸形愈合的再手术治疗 [J]. 中华骨科杂志，39(14): 78-80.

康伟峰，左玉强，2016. 螺旋 CT 对胫骨平台骨折的诊断价值 [J]. 齐鲁医学杂志，31(1): 35-38.

匡垓下，李永山，侯波，等 .2017. 双钢板内固定治疗胫骨平台 Schatzker Ⅴ、Ⅵ型骨折 [J]. 临床骨科杂志，20(5):

370-373.

罗德寿 .2017. 双切口双钢板内固定在复杂胫骨平台骨折患者中的应用效果观察 [J]. 白求恩医学杂志 , 15(5): 600-602.

马卓 , 张世民 , 胡孙君 , 等 .2016. Schatzker Ⅳ型胫骨平台双髁骨折的 CT 亚型分类及临床意义 [J]. 中华创伤骨科杂志 , 18(10): 116.

辛曾峰 , 李杭 .2019. 胫骨平台骨折术后不同期感染的治疗 [J]. 中华创伤杂志 , 35(2): 125-127.

颜冰珊 , 尹望平 , 张新潮 , 等 .2017. Schatzker Ⅳ型胫骨平台骨折手术疗效分析 [J]. 中国修复重建外科杂志 , 31(11): 45-48.

杨宗酉 , 程晓东 , 朱炼 , 等 .2018. 内侧和外侧锁定钢板固定 Schatzker Ⅵ型胫骨平台骨折的有限元分析 [J]. 中华创伤骨科杂志 , 20(2): 35-38.

宇文培之 , 李栋正 , 吕红芝 , 等 .2019. 2009 年至 2018 年河北医科大学第三医院胫骨平台骨折流行病学调查 [J]. 中华创伤骨科杂志 , 21(8): 942-946.

张绍勇 .2015. 胫骨平台骨折手术治疗的临床效果观察 [J]. 齐齐哈尔医学院学报 , 36(31): 110-113.

张岩 , 王震 , 肖银龙 , 等 .2017. 胫骨平台骨折内固定术后引流量增多的危险因素分析 [J]. 实用骨科杂志 , 23(8): 125-128.

朱伯通 , 戴尅戎 .1982. 骨科手术学 [M]. 北京 : 人民卫生出版社 : 345-349.

邹剑 , 张长青 . 2011. 锁定钢板治疗膝关节周围骨折或骨不连的并发症分析 [J]. 中华创伤骨科杂志 , 13(3): 20-23.

Brinker M R, 2018. 创伤骨科学精要 [M]. 章莹 , 夏虹 , 尹庆水 , 译 . 北京 : 科学出版社 : 102-107.

Netter F H. 2019. 奈特人体解剖学彩色图谱 [M]. 7 版 . 张卫光 , 译 . 北京 : 人民卫生出版社 .

第7章

胫骨干骨折

一、解剖学特点

胫骨(图7-1)是小腿内侧的长骨,分一体两端。胫骨近侧端膨大,向两侧突出成为内侧髁与外侧髁。两个髁上面的光滑部分为关节面,两髁之间为髁间区,其间为髁间隆起。胫骨近侧端前面有一粗糙隆起称胫骨粗隆,为髌韧带附着处。外侧髁后方有一圆形腓关节面与腓骨头相关节。胫骨体横断面呈三角形,其前缘和前内侧面的全长位于皮下,是最容易发生骨折的部位。胫骨远侧端膨大,横断面呈四方形,外侧有一凹陷的关节面称腓切迹,与腓骨相关节形成胫腓连结。内侧有凸向下方的内踝。胫骨远侧端下面光滑,覆有关节软骨,它与内踝的外关节面、外踝的内关节面一起形成踝关节的关节窝。

胫骨周围肌肉分为胫骨前肌及胫骨后肌。胫骨前肌系小腿前群肌之一。与趾长伸肌、踇长伸肌共同起自胫、腓骨上端与骨间膜,下行经小腿横韧带和十字韧带的下方,止于第1楔骨和第1跖骨底。此肌可使足背屈并内翻,足骨固定时与其他肌共同收缩可使小腿前倾。胫骨后肌起自胫骨外侧面,肌腱向下经踝关节前方至足内侧缘,止于内侧楔骨和第1跖骨的足底面。胫骨后肌可伸踝关节,使足内翻。该肌由腓深神经(第4、5腰神经,第1骶神经)支配。胫骨后肌为半羽肌,位于小腿三头肌深面、趾长屈肌和踇长屈肌之间,起自小腿骨间膜上2/3及邻近胫腓骨后面,向下移行于长的肌腱,该肌腱在内踝后方,经过屈肌支持带(分裂韧带)

深面至足内侧缘,止于舟骨粗隆及3块楔骨的基底面。此肌收缩时可使足跖屈、外旋及内收,亦有维持足纵弓的作用,为小腿后群肌中最强大的足内翻肌。胫骨后肌受胫神经支配。小腿的肌筋膜与胫骨、腓骨和胫腓骨间膜一起构成4个筋膜室。

整个胫骨均位于皮下,骨折端易穿破皮肤,成为开放性骨折。胫骨上端与下端关节面相互平行,若骨折对位对线不良,关节面失去平行,受力面发生改变,易导致创伤性关节炎。胫骨上1/3骨折可致胫后动脉损伤,引起下肢严重血液循环障碍甚至缺血坏死。胫骨下1/3骨折可使营养动脉损伤,供应下1/3段胫骨的血液循环明显减少;而下1/3段胫骨几乎无肌肉附着,胫骨远端获得

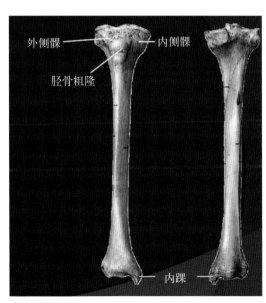

外侧髁　　内侧髁

胫骨粗隆

内踝

图7-1　胫骨解剖图

的血供很少，故此部位骨折愈合较慢，易发生延迟愈合或不愈合。另外，骨折后骨髓腔出血、肌肉损伤出血或血管损伤出血，均可引起骨筋膜室综合征。

二、影像学评估与骨折分型

（一）胫骨正侧位 X 线片

常规检查，了解骨折部位、形态及移位程度。

（二）胫骨 CT 检查

胫骨 CT 检查可更加清晰地显示骨折的部位、形态及移位程度，为手术方式的选择提供帮助。

（三）骨折分型

由于胫骨表浅，又是负重的主要骨，易遭受直接暴力损伤。根据损伤复杂程度分为以下分型（图 7-2）。

A 型骨折：简单骨折（A_1 型螺旋形、A_2 型斜行、A_3 型横行）。

B 型骨折：楔形骨折（B_1 型旋转楔形、B_2 型弯曲楔形、B_3 型碎片性楔形）。

C 型骨折：复杂骨折（C_1 型螺旋形、C_2 型多段、C_3 型不规则）。

三、术前计划

胫骨骨折的治疗原则是恢复骨骼长度、纠正成角和旋转移位。对于未能及时进行内固定手术的胫骨干骨折，可行跟骨结节牵引暂时稳定骨折。

胫骨干骨折的治疗方法：①管型石膏或功能支具；②钢板内固定；③髓内固定（交锁髓内钉固定）；④外固定器固定。

（一）非手术治疗

对于稳定的低能型胫骨干骨折可采用闭合复位管型石膏固定，虽然超过 95% 的骨折可获良好功能且无畸形愈合，但闭合治疗需要制动，对踝关节的活动有不良影响。据文献报道，接受闭合治疗的患者踝关节僵硬的发生率为 20% ～ 30%；采用支具或石膏治疗后，10% ～ 55% 的骨折有超过 5° 的成角畸形，而 5% ～ 27% 的患者有超过 12 ～ 14mm 的短缩畸形。但除外双侧胫骨骨折、漂浮膝损伤、关节内骨折、初期未能复位或复位后再移位的骨折。

跟骨结节牵引（图 7-3）可维持踝关节于中立位，内踝尖与足跟后下缘连线的中点为穿针部位；或者内踝顶点下 3cm 处，再向后画 3cm 的垂线，其顶点即穿针点。从内侧向外侧穿针。治疗胫腓骨骨折时，针与踝关节面成 15°（即进针处低，出针处高），有利于恢复胫骨的生理弧度。牵引重量为 3 ～ 5kg。

（二）手术治疗

以下情况胫骨干骨折应进行手术治疗：①手法复位失败；②严重粉碎性骨折或双段骨折；③污染不严重，受伤时间较短的开放性骨折。对于软组织损伤严重的开放性骨折，在进行彻底清创术、骨折复位后，采用外固定器固定，同时做局部皮瓣或皮瓣转移覆盖创面，感染控制后，视情况行二期手术固定。

闭合性骨折一般采取钢板内固定和髓内钉内固定。受伤初期肢体一般会比较肿胀，如为 A 型简单骨折，可行闭合复位髓内钉固定；如为 B 型、C 型复杂骨折，需待患肢消肿后再行切开复位内固定，水肿期行切开内固定会增加感染和骨筋膜室综合征的风险。

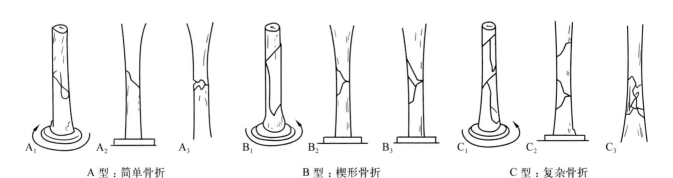

A 型：简单骨折　　　　　　　B 型：楔形骨折　　　　　　　C 型：复杂骨折

图 7-2　胫骨干骨折分型

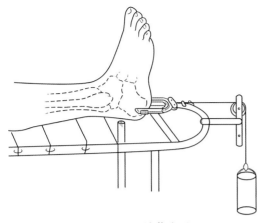

图 7-3　跟骨结节牵引

四、手术操作与技巧

（一）钢板内固定

1. 麻醉可采用硬膜外阻滞或全身麻醉，取仰卧位。

2. 用记号笔标记胫骨干体表投影。

3. 根据骨折、皮肤和软组织情况及钢板拟放置位置决定切口，显露骨折，向外侧牵开肌肉。不要环行剥离骨膜，为获得精确的骨折复位可进行必要的骨膜剥离。手法或器械牵引，徒手或使用器械辅助复位，术中透视应确保恢复胫骨长度、轴线和旋转对位，不强求解剖复位。随后塑形钢板，使之与局部解剖形态相吻合，使用电钻导向器于钢板两端进行偏心（加压）或中立位（支持）钻孔后，偏心置入皮质螺钉以达到加压作用，随后依次置入其余螺钉。有骨缺损者应进行植骨。

钢板的长度至少为骨折端直径的 5 倍，才能抵抗一定的剪应力，达到有效固定。如果将钢板置于压力侧，钢板对侧的皮质骨将由于弯曲张力的作用而出现分离现象，正常的生理载荷不能通过骨折截面的核心，大部分载荷经过钢板传递，最终会导致钢板弯曲或断裂，因此钢板应安放在张力侧。对于下肢骨折，在骨折区两边各用 3 ～ 4 个螺丝就已足够，交替用力拧螺钉，让螺钉平均分布；对于只有细小裂缝的轻微骨折，在骨折区两边应减少 1 个或 2 个螺孔，促使自发性骨折愈合，对于粉碎性骨折病例，手术时应选择较长且强度较高的钢板采取桥接固定的方式进行固定；必要时采用双钢板固定，联合植骨并辅以适当的外固定，功能锻炼早期要免负重，骨折愈合后才能负重。

4. 放置引流，依次缝合切口。

（二）髓内钉内固定

1. 麻醉可采用硬膜外阻滞或全身麻醉，取仰卧位，大腿远端下方加一个合适垫物，使髋关节屈曲 70°～ 90°，内收 10°～ 20°，膝关节屈曲 80°～ 90°，踝关节处于中立位。

2. 用记号笔标记胫骨干体表投影。

3. 髓内钉置入常用的入路方式包括髌骨下入路和髌骨上入路。

传统的髌骨下入路也称髌韧带劈裂入路，将患肢置于可透视的三角形支撑架上，膝关节弯曲 90°～ 120°，常规自髌骨下极切开一 3 ～ 4cm 的纵行切口直至胫骨结节，切开髌韧带，钝性分离软组织，以方便获得最佳的进针点。确定进针点，通过髌韧带切口插入导针，扩髓，应用相关装置置入胫骨髓内钉，锁钉缝合伤口。髌骨下入路所有操作都不会进入膝关节和髌股关节，可以减少关节内结构损伤的可能性。

髌骨上入路对传统的髌骨下入路进行改良。手术时患者处仰卧位，患肢处于半伸直位，手术切口一般是自髌骨上极 2cm 处在髌骨正中线上向肢体近端做一长 3 ～ 4cm 的纵行切口，此后锐性分离股四头肌肌腱，自髌骨上方打开关节囊，用髌骨上入路专用的空芯套管针，通过保护套筒沿股骨滑车沟直至胫骨近段以到达最佳进针点。进针时尽量将患者保持完全伸直位，以获取最大的髌股关节间隙，便于胫骨髓内钉置入，同时能很好地维持进针点的位置。

用曲柄椎在选定的进钉点钻孔，由进钉孔插入带橄榄头导针，对于严重移位的骨折，导针末端可由医师弯曲以控制插入方向。通过近骨折段到骨折线后，将近端骨折块与远端复位，导针应对准远骨折段的方向插入。前后位和侧位透视证实导针在骨髓腔内后，继续插入导针，直至其位于远端髓腔中央距踝面 0.5 ～ 1.0cm。如果插入困难，可在导针近端加一个 T 形手柄，以便更好地控制导针方向，导针插入的操作必须在影像增强器的双平面引导下进行。

对于骨干的髓内固定，扩髓并非必须，无扩髓的固定亦可得到较高的愈合率。多数医师在手术中选择扩髓，因为粗大而坚硬的螺钉能起到更好的稳定作用，且扩髓产物从骨折处挤出可起到植骨作用，能迅速骨化成骨痂。测深后置入合适长度髓内钉。

4. 通过瞄准器引导或在 C 形臂 X 线机透视下徒手锁钉，分别放置远、近端锁钉。

5. 放置负压引流，依次缝合切口。

（三）外固定架固定

Gustilo Ⅱ型、Ⅲ型应考虑外固定，必要时行二期内固定治疗。与钢板相比，外固定架能有效降低伤口局部软组织的紧张度，利于伤口的缝合和愈合；断端内无异物存在，大大降低了开放性骨折的感染率，而一旦发生伤口或骨折断端感染，也会由于局部无内固定物，使感染扩散的机会降到最低，短期内可控；同时也便于二期处理皮肤和软组织的缺损。

1. 麻醉可采用硬膜外阻滞或全身麻醉，取仰卧位。

2. 用记号笔标记胫骨干体表投影。

3. 术前应根据骨折部位设计固定方案，熟悉断面解剖，确定放针的"安全区"，减少神经、血管或肌腱损伤。与体表投影处纵行切开皮肤，钝性分离软组织到骨，于骨折远、近端放置钻套抵在骨面，用合适大小的钻头预钻针孔，减少热损伤和针松动的危险，用手将带有合适长度螺纹的针经套筒拧入骨，并穿过双层皮质防止松动，注意避免损伤对侧神经、血管或肌腱，针距关节面至少 15mm，距骨折部位至少 1mm，避开粉碎性骨折无移位的部位。如果针距骨折部位过近，针孔感染可引起骨折部位的继发感染；且针与针之间距离越大越稳定。先放入最近针和最远针，2 针应位于同一平面，垂直胫骨长轴，并平行于膝和踝关节。置入合适数量针后，通过手法（闭合复位）或复位钳复位骨折的合适力线。将预定数量的针夹放到针上，随后挑选合适长度的固定棒，固定棒长度应合适，避免影响踝关节背屈。随后通过针夹将固定棒与针连接固定，透视见对位对线良好后将所有连接拧紧。

五、常见并发症

（一）内固定松动或断裂

1. 原因 ①内固定材料选择不恰当；②违反钢板技术的应用原则（如置入螺钉过多、钢板过短、骨折两端有效螺钉数目不对称等）；③术后未能正确功能锻炼或过早完全负重。

2. 防治 预防上尽可能选择合适的钢板，有效螺钉要对称，不宜太多。术后功能康复要在医生指导下循序渐进地开展。治疗上需要重新手术固定。

（二）感染

1. 原因 ①开放性骨折，治疗时间过晚或清创不彻底；②患者伴有糖尿病或免疫功能低下等基础疾病；③医源性感染，多为器械消毒不严格或无菌操作不仔细引起。

2. 防治 做好围手术期准备，控制基础疾病，必要时请相关科室会诊。手术操作要严格。治疗上要早期清创引流，伤口分泌物送培养及药敏试验，根据药敏试验结果选用抗生素。必要时拆除内固定，更换外固定。如已导致骨髓炎或感染性骨缺损，应按照骨髓炎的治疗原则进行治疗。

（三）延迟愈合和不愈合

1. 原因 ①创伤过重；②医疗因素，主要为内固定松动、弯曲和断裂；③患者因素，如骨折愈合前患者进行不恰当功能锻炼等。

2. 防治 选择合适的内固定，尽量少剥离骨膜，保留骨折端的血供，简单骨折的骨折端适当加压固定，不要留下大的骨缺损；术后在医生指导下功能锻炼。解决的办法需手术去除硬化骨、打通髓腔、植骨，甚至更换更为坚固的内固定。

（四）畸形愈合

1. 原因 ①对线不佳导致成角或旋转畸形，以致骨折在非解剖位置愈合；②术后因内固定移位或变形而发生骨折再移位。

2. 防治 术中应尽量做到骨折对位对线复位，如术后影响行走或外观不能接受，需行截骨矫形植骨内固定。

六、典型病例与专家点评

[病例 1] 李某，男，18 岁。车祸伤致左小腿肿、痛，无法行走 12h 入院。X 线检查示左胫骨中上段骨折（A_2 型），完善相关检查后行左胫骨骨折切开复位钢板内固定手术（图 7-4）。

★专家点评：该患者 X 线片显示为胫骨干中上段骨折，属于斜行骨折，为 A_2 型骨折。对于 A 型骨折，可行切开复位钢板内固定，也可选择髓内钉固定，但要注意皮肤情况，患者水肿期和皮肤情况不好时应选择髓内钉固定。

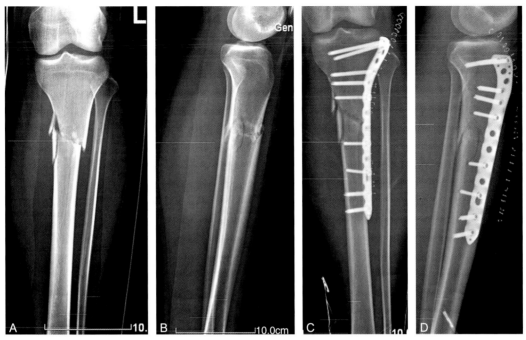

图 7-4　病例 1 左胫骨干中上段骨折术前（A、B）、术后（C、D）X 线片

[病例 2]　孙某，男，23 岁。外伤致左小腿肿痛 5h 入院。门诊 X 线片示：左胫骨中下段骨折（A₃ 型），入院后予抬高患肢、制动、消肿、止痛、对症支持治疗，完善术前检查后麻醉下行闭合复位髓内钉内固定手术（图 7-5）。

★ 专家点评：该患者 X 线片提示胫骨干中下段骨折，属于横行骨折，为 A₃ 型骨折。可消肿后行切开复位钢板内固定，也可选择髓内钉固定，该骨折无明显移位，适合创伤更小的髓内钉固定。

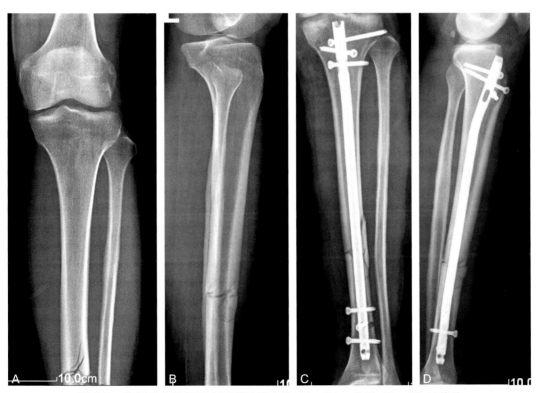

图 7-5　病例 2 左胫骨干中下段骨折术前（A、B）、术后（C、D）X 线片

[病例3] 詹某，女，49岁。在公园游玩时不慎踏空约0.5m高台阶致摔倒，随感右小腿疼痛、无法站立行走，由他人代叫"120"救护车送来急诊，X线检查示右胫腓骨远端骨折（C_1型），完善术前检查后行切开复位钢板内固定手术（图7-6）。

★专家点评：该患者X线片显示为胫骨干下段骨折，属于螺旋形骨折，为C_1型骨折，行切开复位钢板内固定，该处胫骨肌肉较少，应注意皮肤情况，尽量少剥离骨膜，预防骨不连。术后也应密切观察骨筋膜室综合征等并发症。

[病例4] 李某，男，5岁儿童。骑单车摔伤左小腿致疼痛肿胀、无法站立6h入院。查体可见左内踝上3cm处有一3cm大小不规则伤口，X线检查示左胫骨骨折（A_3型），急诊行清创复位外固定手术（图7-7）。

★专家点评：该患者X线片提示胫骨干下段骨折，属于横行骨折，按分型为A_3型骨折。但患者为开放性骨折，Gustilo II型，充分清创后应行切开复位外固定，二期再视情况进行内固定。

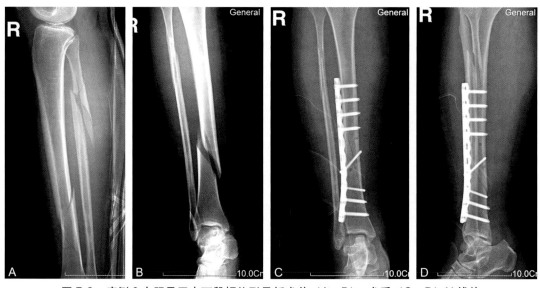

图7-6 病例3右胫骨干中下段螺旋形骨折术前（A、B）、术后（C、D）X线片

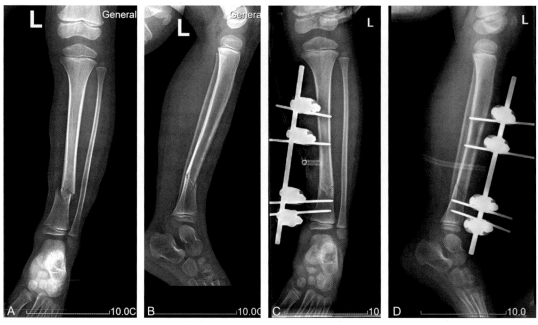

图7-7 病例4左胫骨干中下段螺旋形骨折术前（A、B）、术后（C、D）X线片

（李知玻 陈 翮 陈辉强）

参 考 文 献

陈献南, 李毅中 .2000. 胫腓骨骨折单臂外固定架术后骨延迟愈合原因分析 [J]. 骨与关节损伤杂志, 15(6): 463.

李建刚, 王磊, 董喆. 等, 2013. 髓内钉与钢板内固定治疗胫骨远端关节外骨折的 Meta 分析 [J]. 中国组织工程研究, 17(48): : 8361-8367.

王亦璁 .2002. 骨与关节损伤 [M]. 3 版. 北京: 人民卫生出版社 : 101.

胥少汀, 葛宝丰, 徐印坎 .2015. 实用骨科学 [M]. 北京: 人民军医出版社 .

姚晓东, 李异龙, 徐皓 .2006. 后路钢板与外固定架治疗胫骨中下段性开放骨折的疗效分析 [J]. 中国骨与关节损伤杂志, 21(2): 146.

赵文志, 刘迎曦, 张军, 等 .2003. 加压钢板固定术后内植物失败的生物力学分析 [J]. 医用生物力学, 18(1): 50-51.

Garnavos C, 2014. Retropatellar nailing and condylar bolts for complex fractures of the tibial plateau: technique, pilot study and rationale[J]. Injury, 45(7): 1099-1104.

Jankovic A, Korac Z, Bozic N B, et al. 2013. Influence of knee flexion and atraumatic mobilisation of infrapatellar fat pad on incidence and severity of anterior knee pain after tibial nailing[J]. Injury, 44(Suppl.3): 33-39.

Mao Z, Wang G Q, Zhang L H, et al, 2015. Intramedullary nailing versus plating for distal tibia fractures without articular involvement: a meta-analysis[J]. J Orthop Surg Res, 10(1): 95-107.

Ryan S P, Tornetta P, Cassandra D, et al. 2011. Knee pain correlates with union after tibial nailing[J]. J Orthop Trauma, 25(12): 731-735.

第8章

髌骨骨折

一、解剖学特点

髌骨是人体最大的籽骨，位于膝关节前方，其基底位于近端，尖端朝向远端。髌骨的关节面具有人体内最厚的软骨，最厚处达到 6.5mm。髌骨的关节面同股骨的内外侧髁不完全吻合，与股骨内外侧髁接触的位置随不同的屈膝角度而变，接触面积在屈膝 45°时最大，通常不超过髌骨关节面的 1/3。髌骨关节面借一纵嵴分为内小、外大两部分，内外两部分又各分为上、中、下 3 个小关节面，内侧 3 个关节面的更内侧还有一纵行的小关节面。

因此，髌骨有 7 个小关节面在不同位置与股骨髁接触滑动。位于髌骨最内侧的纵行小关节面，只有在膝关节极度屈曲时才与股骨髁接触。

二、影像学评估与骨折分型

（一）髌骨正位 X 线片

髌骨正位拍摄体位为屈膝 30°（Rosenberg 位像，图 8-1）。因正位上髌骨与股骨远端髁部相重叠，屈膝位便于显示髌骨。

（二）髌骨侧位 X 线片

髌骨侧位拍摄体位为屈膝 15°～20°或伸直位，评估髌骨高度，髌骨的横行骨折在侧位片上显示最清楚，能够提供髌骨全貌及骨折块移位和关节面出现"台阶"的程度（图 8-2）。

（三）髌骨轴位 X 线片

髌骨垂直型骨折、骨软骨骨折及关节面不平滑者最好在轴位 X 线片观察（图 8-3）。髌骨轴位的常用拍摄体位有 Merchant 位和 Laurin 位两种方法（图 8-4）。Merchant 位投射方法：患者采取平卧位，膝关节屈曲 45°，小腿或足置于可调角度的平台上，X 线的投射方向与水平面成 30°夹角，由头侧指向足侧，X 线片盒置于膝关节远端 30cm 处，与 X 线的投射方向垂直。Laurin 位投射方法：患者取坐位，膝关节屈曲 20°，患者手持 X 线片盒，置于髌骨近端 12cm 处的大腿上，X 线投射方向由足侧指向头侧，低于水平面 20°。

为区分急性髌骨骨折及二分髌骨，有时可能需要与对侧膝关节 X 线片进行对比。所谓二分髌骨是由髌骨上外侧部分未融合所致，一般为双侧均有。

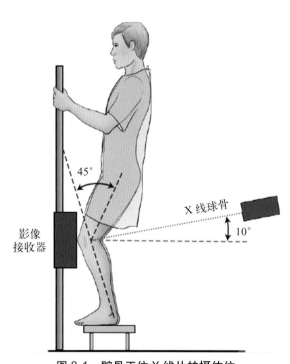

影像接收器

45°

X线球管

10°

图 8-1 髌骨正位 X 线片拍摄体位

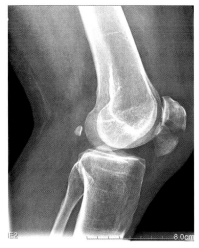

图 8-2 髌骨侧位 X 线片

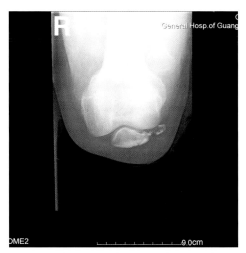

图 8-3 髌骨轴位 X 线片，显示髌骨外侧边缘骨折

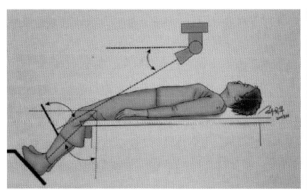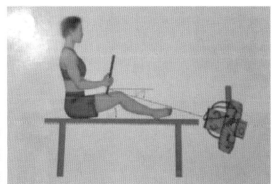

图 8-4 髌骨轴位拍摄体位
A.Merchant 位；B.Laurin 位

（四）CT 和 MRI 检查

髌骨的 CT 或 MRI 检查有助于诊断边缘骨折或游离的骨软骨骨折。MRI 具有无创、多参数成像方法，能清晰显示髌股关节面的解剖结构、病变部位和程度，特别能够发现早期髌软骨的异常改变，这对髌骨软化症的早期诊断和及时处理至关重要。可以说，MRI 是髌骨软化症诊断及分级的一种最佳检查方法。

髌骨软化症 MRI 分期：根据 MRI 表现分为 4 期。Ⅰ 期，髌软骨局灶性信号强度改变；Ⅱ 期，髌软骨表面轻度不规则、变薄或局部隆起；Ⅲ 期，髌软骨显著变薄、软骨缺损；Ⅳ 期：髌软骨缺损、软骨下骨显露及信号改变。

（五）骨折分型

根据损伤机制分为直接暴力、间接暴力和联合暴力导致的骨折。其中，直接暴力可致髌骨不全骨折、简单骨折、星形骨折及粉碎性骨折，移位可不明显，常合并皮肤裂伤或开放性骨折，膝关节主动伸直功能多能保留。间接暴力多为跌倒、高处坠落伤时，膝关节呈半屈曲位、股四头肌强力收缩牵拉所致，大部分为横行骨折，可伴下极碎裂，骨折移位往往提示伸膝支持带扩张部破裂，较少为粉碎性骨折，主动伸膝功能往往丧失。联合暴力所致骨折较上述两种骨折情况复杂。

另外，根据是否移位进行分型，同时，在此基础上，根据骨折线进一步分类。横行骨折为常见的髌骨骨折类型，一般累及髌骨中 1/3，亦可累及上极或下极，髌骨两极存在不同程度的粉碎。垂直型骨折一般累及中 1/3 及外侧 1/3，仅为髌骨内侧或外侧缘骨折，称为边缘型骨折，较少发生骨折移位及支持带撕裂。粉碎性骨折或放线状髌骨骨折都伴有不同程度的移位（图 8-5）。

无移位骨折

横行骨折

下极或上极骨折

粉碎性无移位骨折

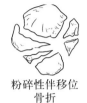
粉碎性伴移位骨折

纵行骨折

骨软骨骨折

图 8-5　髌骨骨折分型

三、术前计划

明确髌骨骨折的分型，是决定手术方式的前提，X 线、CT 及 MRI 检查均可予以明确。对于无移位的髌骨骨折，如患者可以抗重力伸膝，说明伸膝装置完整性良好，可行非手术治疗。早期予以弹性绷带及冰袋加压包扎，以减少肿胀；前后长腿石膏托是一种可靠的治疗方法，其长度应自腹股沟至踝关节，固定于伸直位或轻度屈曲位，但不可过伸，制动 3～6 周。髌骨骨折的手术指征为骨折伴移位，伸膝装置遭到破坏，主动伸膝和膝关节的伸直扣锁功能丧失，伴有关节内骨折，关节面"台阶">2mm，骨折块移位>3mm；开放性骨折必须在彻底清创和灌洗后方可施行内固定。

髌骨横行骨折（图 8-6）时最常采用钢丝固定技术，国际内固定研究学会（AO/ASIF）推荐钢丝环扎技术。生物力学研究表明，与简单行周围钢丝环扎手术相比，钢丝置于髌骨张力侧（前方皮质表面）后固定强度大为增加；改良张力带技术将钢丝通过股四头肌腱的入点和髌腱，然后在髌骨前面打结拧紧，以 2 枚克氏针 /2 枚 4mm 的骨松质螺钉控制骨折块的旋转和移位，同时为张力带提供附着点，为骨折端提供滑动加压作用。Cable-pin 系统固定结合静力加压和张力带技术的优势就在于加压适度，锁定可靠。

髌骨纵行骨折时，由于伸膝支持带仍完整，只需从水平方向行拉力螺钉固定，无需张力带辅助（图 8-7）。

髌骨下极 / 上极撕脱骨折时如撕脱骨块较大，可行双克氏针或双拉力螺钉平行固定，同时联合张力带辅助固定；若撕脱骨块较小，则应修复髌腱 / 股四头肌肌腱后予以张力带固定。

髌骨中央的严重粉碎性骨折不常见，难以复位固定的碎骨折块可予以去除，对合剩余骨折块关节面，予以克氏针张力带技术固定。

髌骨粉碎性骨折可根据骨折线情况，先复位部分骨折，使复杂骨折变为简单骨折后再行处理。手术方式灵活，可纵行、横行或斜行予以拉力螺钉固定，结合钢丝环扎或镍钛聚髌器（髌骨爪）加强固定（图 8-8）。

难以复位的或粉碎程度严重的髌骨骨折，切除部分髌骨，同时修补韧带，或行全髌骨切除，再修复伸膝装置。

四、手术操作与技巧

（一）体位及术前准备

麻醉方式：腰部麻醉联合硬膜外阻滞。

体位：平卧位，患膝下垫一软垫，或术中折叠无菌台布后垫于膝下。

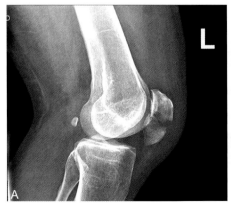
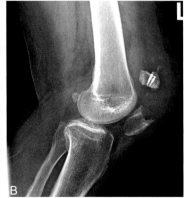
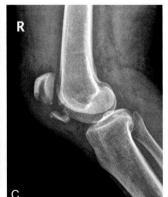

图 8-6　髌骨横行骨折（A）、上极撕脱骨折（B）及下极撕脱骨折（C）

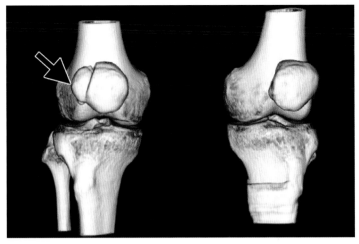

图 8-7　右侧髌骨纵行骨折

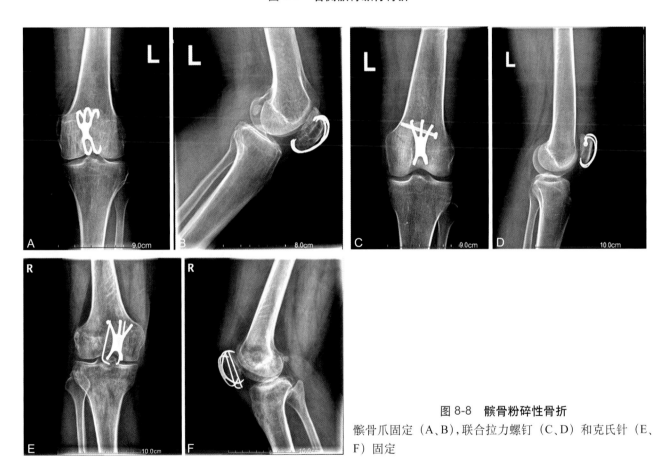

图 8-8　髌骨粉碎性骨折

髌骨爪固定（A、B），联合拉力螺钉（C、D）和克氏针（E、F）固定

大腿根部上止血带，常规消毒，铺巾。

（二）切口（图 8-9）

第 1 种为膝前正中纵行切口，粉碎性骨折首选，能满足切开复位内固定术野暴露的需要，瘢痕增生少，但安装内固定后需行膝支持带扩张部修复。

第 2 种为弧形横行切口，相对美观，相对于第 1 种切口创伤小，但术中延长显露有限，瘢痕增生多，而且与膝关节置换术手术正中切口相悖，远期行膝关节置换术时，可能影响手术入路的选择。

（三）手术步骤

常规消毒，铺巾，驱血带驱血，取上述切口，切开筋膜层，显露髌骨骨折端及断裂的髌韧带扩张部，冲洗膝关节腔，清除血肿，见骨折粉碎、移位，以铺巾钳将骨折复位。

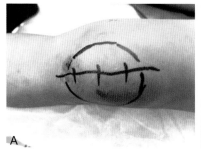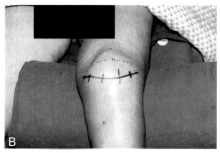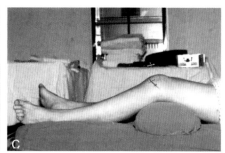

图 8-9　手术切口和体位

若为横行骨折，以铺巾钳在髌骨内外两侧加压复位；若合并纵行或斜行骨折，可垂直相应的骨折线，以铺巾钳固定，过小的、难以复位的骨折块宜去除，保留大的骨折块。

直视下平行于髌骨、自髌骨下极 / 上极纵向钻入 2 枚克氏针（直径 1.6mm/2.0mm），以控制骨折块的旋转和移位。手指触摸髌骨前方及关节面的骨质是否已平整，C 形臂 X 线机侧位透视确认髌骨关节面平整，克氏针位置更接近关节面一侧而不是前侧，再以钢丝或钛缆（钛缆的拉力强度和抗疲劳强度为同直径钢丝的 9 ～ 48 倍，但价格昂贵）经股四头肌肌腱和髌腱，行 "8" 字加压绑扎。此时可屈膝 30°，使张力带尽量拉紧并锁住。若使用钢丝，需用老虎钳提拉上紧，剪断后将末端压入髌骨表面；如使用钛缆，则以加压器加压锁死，钛缆剪钳剪断，将扣子锁死即可。张力带远近端尽可能紧贴髌骨，将克氏针上极弯曲、剪断，折弯残端向后旋转并打入髌骨上极。

被动屈伸膝关节检查固定情况，冲洗术野，彻底止血，缝合膝支持带扩张部，逐层缝合。

1. 部分髌骨切除术　取上述显露切口，清除关节内游离骨及软骨碎片，修整关节囊及肌腱边缘，去除粉碎的骨折块，但需保留髌腱内小片状骨块，便于锚钉固定。修整近端骨块边缘，锉平至光滑，于近端骨折块平面上用 2mm/2.5mm 的钻头向近侧平行钻取 3 个孔（内侧、外侧及中间孔），以粗缝线编织穿过髌腱，1 根经髌腱内侧，另 1 根经外侧，将缝线尾各 1 根引导穿过髌骨内、外侧，中间孔穿过 2 根线尾。膝关节轻度过伸，于髌骨上极结扎缝线，髌腱残端外翻，紧贴残留髌骨靠近关节面的粗糙骨折面，同样方法处理髌骨骨折远端。

2. 全髌骨切除术　该术式效果差，术后康复困难，目前仅用于补救性手术，一般不建议使用。取上述显露切口，如骨折粉碎严重，无保留的必要性，则清除所有骨碎片，但应尽可能保留髌腱和股四头肌肌腱。彻底冲洗关节腔，以粗缝线经髌腱、股四头肌肌腱边缘及内外侧关节囊的扩张部行荷包缝合，拉紧缝线使肌腱的残端全部外翻于关节之外，形成直径约 2cm 的环形，然后打结。

五、常见并发症

（一）感染

1. 表现　早期并发症主要为感染，临床表现为红、肿、热、痛，全身可有发热，体温超过 38℃，浮髌试验（+），膝关节屈伸活动障碍。

2. 原因　与手术未严格遵循无菌操作、手术时间长及术前皮肤破损有关。

3. 防治　注意患者生命体征，术后换药 1 次/2 天，若渗血较多，加强换药，静脉或口服抗生素，每隔 2 ～ 3d 复查炎症指标，必要时再次手术取出内固定物，充分清创，待感染消除后再行二期内固定。

（二）固定不牢靠或固定失败

1. 表现　患者可出现局部不适感或异物突出感。

2. 原因　与术中 "八" 字绷带未收紧、克氏针固定过于表浅等有关。其中内固定引起的不适感多由克氏针的尖端较突出及内固定物表面覆盖软组织较少所致。

3. 防治　髌骨骨折愈合后可手术取出，如固定不牢靠或固定失败需及时予以长腿石膏固定，制动时间不超过 4 周。

（三）髌股关节疼痛或骨性关节炎

1. 表现　晚期以膝关节慢性疼痛为主，伴活动受限。

2. 原因　可能与内置物选择不恰当、复位缺失造成髌骨关节面不平整有关。

3. 防治 术中应选择合适的内固定物，尽量在直视下复位，透视下需明确关节面无"台阶"迹象，疼痛严重者需要取出内固定并行石膏外固定，口服营养软骨药物，如硫酸氨基葡萄糖等，后期骨关节炎加重者，非手术治疗无效者，可行人工膝关节置换术。

（四）骨不愈合

1. 表现 髌骨骨不愈合率 2.4%，X 线片上可见骨折端无连接，断端可有硬化表现，伸膝关节受限、疼痛。

2. 原因 可能与早期膝关节功能康复过度、下肢完全负重过早有关。

3. 防治 术后不负重或少负重，必要时延长固定时间，密切观察。对于疼痛性不愈合并发无

菌性坏死者，可考虑髌骨部分切除术。切除髌骨将损害膝关节伸直功能，可出现伸膝迟缓、伸膝无力进而影响上下楼梯，股四头肌无力或萎缩等症状，所以髌骨手术原则上尽量保留完整的髌骨，若粉碎严重、骨折块太小，则去除小的碎骨快，保留大的骨折块，然后予以复位。

六、典型病例与专家点评

[病例 1] 陈某，中年女性，因"不慎滑倒致右膝疼痛伴活动障碍 2d"入院，行 X 线片、CT 平扫诊断为右髌骨粉碎性骨折（图 8-10）。患者有明确外伤史，术前 CT 提示右髌骨为粉碎性骨折，横向及纵向均有骨折块分离移位（约 2mm），非手术治疗无效，予以切开复位克氏针张力带固定（图 8-11）。

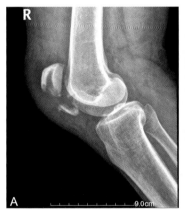
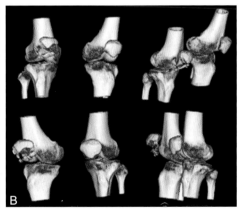

图 8-10 病例 1 右髌骨粉碎性骨折
A. 术前 X 线片；B. CT 三维重建

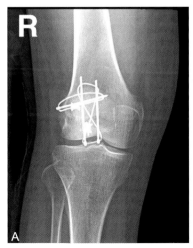
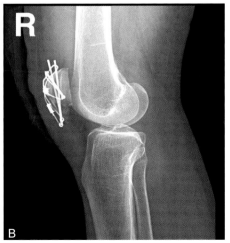

图 8-11 病例 1 克氏针及张力带固定髌骨骨折后 X 线检查
A. 正位片；B. 侧位片

★专家点评：术中切开探查复位后，根据骨折方向分别于纵向打入克氏针固定横行分离骨折块，用钛缆"八"字加压，再斜行内上方穿入1根克氏针，固定纵向分离的骨折块，钛缆经克氏针两端加压固定。对于有3块及以上骨块的粉碎性骨折，先部分复位拼接，将复杂骨折变为简单骨折，再行处理，术中必须根据骨折线情况进行相应的克氏针或拉力钉固定。张力带固定起到动态加压的作用，可限制膝关节屈伸过程中髌骨前方的分离移位，固定可靠，张力带要求骨骼和骨折能够承受压力且对侧有完整的骨皮质支撑。此外，髌骨粉碎性骨折应尽量保留骨折块，除非髌骨粉碎严重、骨折块较小无法固定，可酌情予以去除。术中亦可使用镍钛聚髌器固定骨折块，但花费较多，故不作为首选。术后患者恢复可，6个月余复查骨折端对位对线良好，骨折线模糊，可下床缓慢行走，膝关节屈伸活动可。

[病例2] 王某，老年男性，因"摔倒后致右膝疼痛伴活动受限2h"入院。诊断为右髌骨下极撕脱骨折，患者有明确外伤史，入院X线片提示右髌骨下极骨折，骨折端分离移位明显，非手术治疗无效，予以切开复位克氏针张力带固定（图8-12）。

★专家点评：术中探查发现撕脱骨折块稍大，需予以保留，根据骨折线走行，行双克氏针平行固定，钛缆"八"字张力带固定，起到动态加压目的。若髌骨极骨块较大，可使用镍钛聚髌器内固定；若骨块较小，聚髌器无法固定骨折块，可致骨折再移位。该患者术后1年骨折愈合可，伸膝关节活动可。

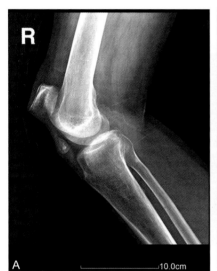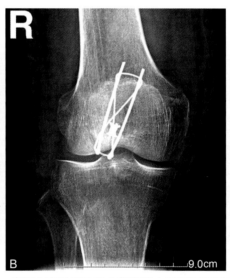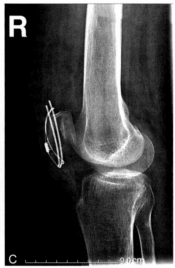

图8-12　病例2 克氏针及张力带固定右髌骨下极骨折
A. 术前侧位片；B、C. 术后正、侧位片

[病例3] 陈某，老年男性，因"摔伤致左膝疼痛、肿胀，活动受限1d"入院。诊断为左膝髌骨横行骨折，左股四头肌止点撕脱伤后。患者有明确的外伤史，X线提示髌骨骨折端分离移位明显，非手术治疗无效，予以切开复位克氏针张力带固定（图8-13）。

★专家点评：此种骨折为简单骨折，克氏针张力带技术是最常用及最经济的手术方式，术中注意恢复髌骨的形态，髌股关节面需恢复平整，不要出现"台阶"，张力带应在髌骨前收紧打结，不可在髌骨内侧及上下极打结，以免后期出现创伤性关节炎。该患者术后恢复可，膝关节主动活动可，术后6个月余复查提示骨折端对位对线可，骨折线已模糊。

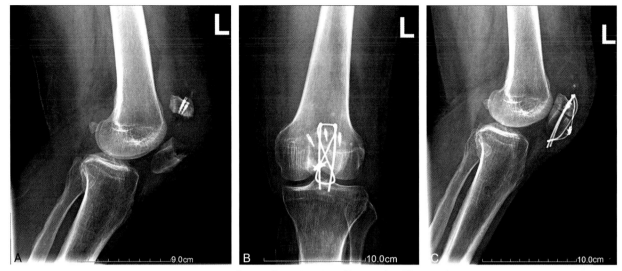

图 8-13　病例 3 克氏针及张力带固定髌骨横行骨折

A. 术前 X 线片；B、C. 术后 X 线片

[病例 4]　陈某，青年男性，有明确外伤史，因"摔倒致左膝疼痛伴活动受限 1d"入院，诊断为左髌骨下极骨折。X 线提示左髌骨骨折端有分离移位，非手术治疗欠佳，予以切开复位髌骨爪内固定术（图 8-14）。

★专家点评：此骨折为髌骨下极骨折，远端骨折块较小，选择髌骨爪作为固定方式。术中探查可见骨折呈"近端大、远端小"的特点，所以将髌骨爪三爪一端固定在髌骨上极、两爪一端固定在髌

骨下极，固定后屈曲膝关节确认固定牢靠。若单纯复位困难，则先以克氏针临时固定，克氏针位置应避开髌骨爪固定的位置。选用髌骨爪型号需适宜，型号过大或过小可导致髌骨爪无法完全靠牢髌骨两极；记忆合金具有热缩冷胀的特性，因此术中需准备冰块，以保证髌骨爪收缩后能牢靠抓住髌骨。术后随访 1 年，骨折端愈合良好，无移位。

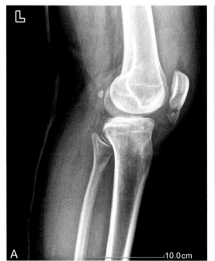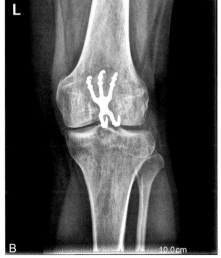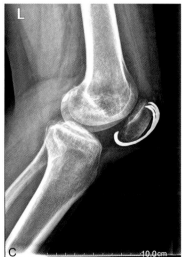

图 8-14　病例 4 髌骨爪（记忆合金）固定髌骨下极骨折

A. 术前 X 线片；B、C. 术后 X 线片

[病例 5] 李某，青年女性，有明确外伤史，因"摔倒致右膝疼痛伴活动受限 1d"入院，确诊为右髌骨粉碎性骨折。X 线提示右髌骨骨折端有分离移位，非手术治疗欠佳，予以切开复位髌骨爪内固定（图 8-15）。

★专家点评：此骨折为髌骨粉碎性骨折，选择组合式髌骨爪作为固定方式。但组合式髌骨爪的缺点也非常明显，术中需将髌骨复位满意，若复位后髌骨纵轴过长，会导致组合式髌骨爪无法对合或对合不足，只用 1 枚螺钉固定的髌骨爪并不完全牢靠。术后随访 1 年余，骨折端愈合良好，无移位。

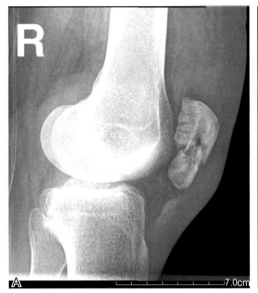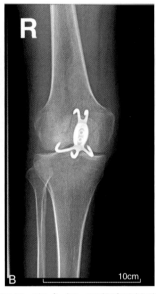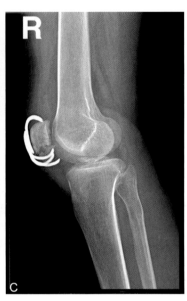

图 8-15 病例 5 髌骨爪（组合式）固定髌骨粉碎性骨折
A. 术前 X 线片；B、C. 术后 X 线片

（王 非 陈泽鹏 赵 力）

参 考 文 献

孙明举，王艳辉，王岩，等.2008. 正常髌骨几何学及其参数的测量 [J]. 中国骨与关节损伤杂志，23(1):15-17.

Aglietti P, Insall J N, Walker P S, et al. 1975. A new patella prosthesis. Design and application[J]. Clin Orthop Relat Res, (107): 175.

Baumgartl F. 1964. Das Kniegelenk[M]. Berlin: Springer Verlag.

Berg E E. 1997. Open reduction internal fixation of displaced transverse patella fractures with figure-eight wiring through parallel cannulated compression screws[J]. J Orthop Trauma, 11(8): 573-576.

Carpenter J E, Kasman R A, Patel N, et al. 1997. Biomechanical evaluation of current patella fracture fixation techniques[J]. J Orthop Trauma, 11(5): 351-356.

Carson W G, James S L, Larson R L, et al. 1984. Patellofemoral disorders: physical and radiographic evaluation[J]. Clin Ortho Relat Res, (185): 178-186.

Cramer K E, Moed B R. 1997. Patellar Fractures: Contemporary Approach to Treatment[J]. J Am Acad Orthop Surg, 5(6): 323.

Goodfellow J, Hungerford D S, Zindel M. 1976. Patellofemoral joint mechanics and pathology. 1. Functional anatomy of the patello-femoral joint[J]. J Bone Joint Surg Br, 58(3): 287.

Hungerford D S, Barry M. 1979. Biomechanics of the patellofemoral joint[J]. Clin Orthop Relat Res, (144): 9.

Insall J, Goldberg V, Salvati E. 1972. Recurrent dislocation and the high-riding patella[J]. Clin Orthop Relat Res, 88: 67-69.

Mao N F, Ni H J, Ding W B, et al. 2012. Surgical treatment of transverse patella fractures by the cable pin system with a minimally invasive technique[J]. J Trauma Acute Care Surg, 72(4): 1056-1061.

Merchant A C, Mercer R L, Jacobsen R H, et al. 1974. Roentgenographic analysis of patellofemoral congruence[J]. J Bone Joint Surg Am, 56(7): 1391-1396.

Reider B, Marshall J L, Koslin B, et al. 1981. The anterior aspect of the knee joint[J]. J Bone Joint Surg Am, 63(3): 351-356.

Wibeeg G. 1941. Roentgenographs and Anatomic Studies on the Femoropatellar Joint: With Special Reference to Chondromalcia Patellae[J]. Acta Orthopaedica Scandinavica, 12(1-4): 319.

Wiss D A, Watson J T, Johson E E. 1996. Fractures of the knee[C]//Rockwood C A, Green D P, Bucholz R W, et al. Rockwood and Green's Fractures in Adults. 4th ed. Philadephia: Lippincott-Raven.

第9章

踝关节骨折与脱位

一、解剖学特点

踝关节是下肢承重关节，由胫骨、腓骨下端与距骨体上面组成，胫骨下端由内踝、外踝和侧副韧带连结。踝关节的骨性结构由胫骨下及内外踝关节面、距骨上关节面共同形成，踝穴容纳距骨体；胫骨下端膨大，下面有与距骨相接的关节面，内侧有伸向下的骨突，称为内踝，外侧有与腓骨相接的三角凹面，称为腓骨切迹；腓骨下端稍膨大，可在体表扪及，称为外踝，外踝的内面有呈三角形的关节面，和胫骨下端的关节面共同构成关节窝，与距骨相关节（图9-1）。

内踝通过内侧韧带（三角韧带）分别与跟骨、距骨、舟骨相连接，能限制足的过度外翻运动，外踝通过外侧韧带（跟腓韧带、距腓前韧带、距腓后韧带）与距骨前、后及跟骨相连，限制足的过度内翻运动。踝关节有一特殊结构即下胫腓联合，包括下胫腓前韧带、下胫腓后韧带、骨间韧带和横韧带（图9-2）。

踝关节的骨-韧带结构整体形成一个环形稳定结构（Neer环）：1953年，Neer最早提出铁环结构：内侧结构（内踝和三角韧带）、外踝和下胫腓联合这三个结构。踝关节这三个结构就像一个铁环一样，如果其中一个断裂了，这个环还是稳定的。但如果铁环两处损伤，就会出现不稳定（图9-3）。

踝关节复杂的解剖学特点决定其既稳定、又灵活，但在过度的外翻及旋转等暴力下可造成踝关节及韧带损伤，环状结构的破坏，骨折、脱位，踝关节不稳，严重影响负重行走功能。手术修复也必须熟悉踝关节的解剖结构。

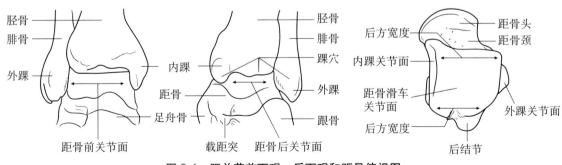

图 9-1　踝关节前面观、后面观和距骨俯视图

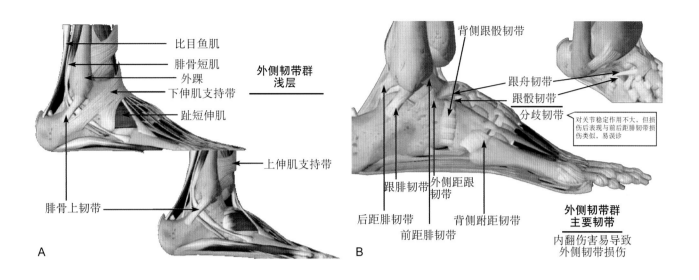

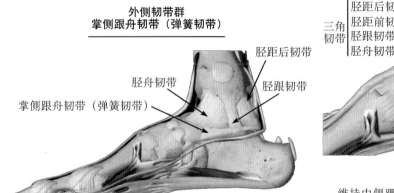

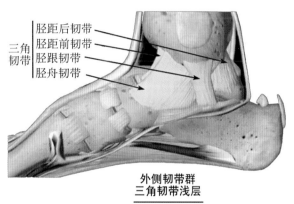

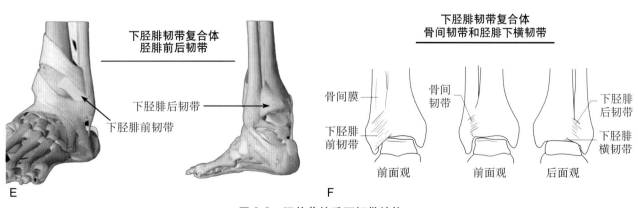

图 9-2 踝关节的重要韧带结构

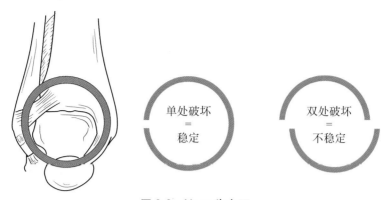

图 9-3　Neer 稳定环

如果三处破坏中有两处得以复位，踝穴稳定

二、影像学评估与骨折分型

（一）踝关节正侧位 X 线片

常规检查，了解骨折的部位、形态及移位程度，了解是否有下胫腓联合分离或胫距关节脱位（图 9-4A、B）。

（二）踝穴位 X 线片

摄踝穴位片，应将踝关节内旋 20°，拍摄踝关节前后位片。可清晰显示踝穴的形态、位置，有无下胫腓联合分离（图 9-4C）。

（三）踝关节 CT 扫描三维重建检查

踝关节 CT 扫描三维重建检查可以准确地显

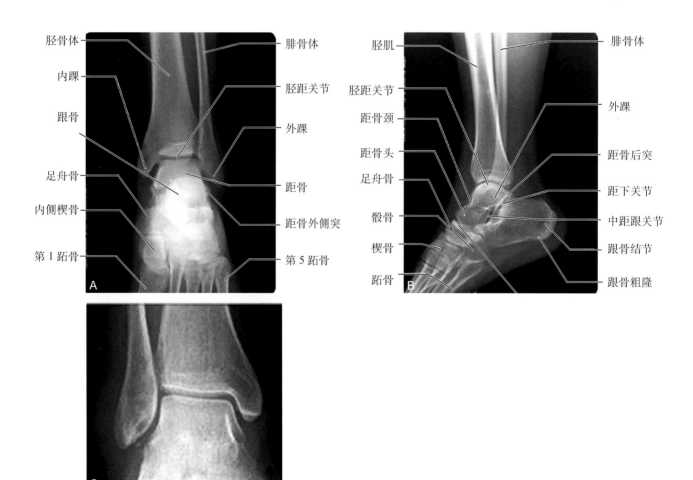

图 9-4　踝关节普通正位（A）、侧位（B）及踝穴位（C）X 线片

示内踝、外踝及后踝的骨折类型及移位情况，明确是否有下胫腓联合分离或胫距关节脱位。踝关节骨折时应作为常规检查。

（四）胫腓骨正侧位全长 X 线片

明确有无高位腓骨骨折。

（五）特殊检查

必要时在麻醉后应力下摄片，根据需要在内翻、外翻、背伸、跖屈应力下摄踝关节正、侧位 X 线片，明确踝关节的稳定性。

（六）MRI 检查

MRI 检查可以评估踝关节韧带损伤，对微小隐匿骨折显示率高，可作为隐匿骨折诊断标准。还能明确有无距骨软骨损伤、内外侧副韧带损伤等。

（七）骨折分型

1. Lauge-Hansen 分型　1950 年由丹麦学者 Lauge-Hansen 提出，是根据损伤机制分型，也是最经典、临床应用最多的分型。该分型是基于可能引起踝损伤的力学机制及其在损伤时不同的解剖位置来制定的（图 9-5）。

（1）旋后内收型（SA）：在踝关节面以下的腓骨横行撕脱骨折或外侧副韧带撕裂，内踝垂直骨折（图 9-5A）。

Ⅰ型：外踝撕脱骨折或外侧副韧带断裂。

Ⅱ型：内踝垂直骨折。

（2）旋后外旋型（SER）：最常见，约占踝关节骨折脱位的 80%。胫腓前韧带断裂，腓骨远端螺旋斜行骨折，胫腓后韧带断裂或后踝骨折，内踝斜行骨折或三角韧带断裂（图 9-5B）。

Ⅰ型：下胫腓前韧带断裂。

Ⅱ型：外踝骨折。

Ⅲ型：后踝骨折或下胫腓后韧带断裂。

Ⅳ型：内踝骨折或三角韧带断裂。

（3）旋前外展型（PA）：内踝横行骨折或三角韧带断裂，下胫腓联合断裂或其附着点撕脱骨折，踝关节平面以上的腓骨短、水平、斜行骨折（图 9-5C）。

Ⅰ型：内踝撕脱骨折或三角韧带断裂。

Ⅱ型：下胫腓联合韧带断裂或其附着点撕脱骨折。

Ⅲ型：外踝骨折。

（4）旋前外旋型（PER）：内踝横行骨折或三角韧带断裂，胫腓前韧带断裂，踝关节面以上腓骨短斜骨折，胫腓后韧带断裂或胫骨后外侧撕脱骨折（图 9-5D）。

Ⅰ型：内踝撕脱骨折或三角韧带断裂。

Ⅱ型：下胫腓前韧带及骨间韧带断裂或其附着点撕脱骨折。

Ⅲ型：高位腓骨骨折。

Ⅳ型：后踝骨折或下胫腓后韧带断裂。

（5）旋前背屈型（PO）：内踝骨折，胫骨前缘骨折，腓骨踝上骨折，胫骨下关节面后侧横行骨折。

2. Danis-Weber 分型（AO 分型）　它是基于腓骨骨折相对于下胫腓联合的位置而定的。

（1）A 型：腓骨骨折位于下胫腓联合远端。

Ⅰ型：单独腓骨骨折。

Ⅱ型：合并内踝骨折。

Ⅲ型：合并胫骨内后方骨折。

（2）B 型：下胫腓联合平面腓骨骨折

Ⅰ型：单纯腓骨骨折。

Ⅱ型：合并内踝骨折或三角韧带断裂。

Ⅲ型：合并内侧损伤及胫骨后外侧骨折。

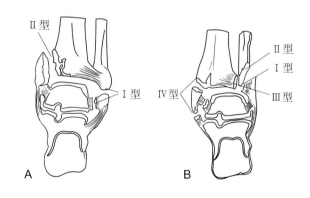

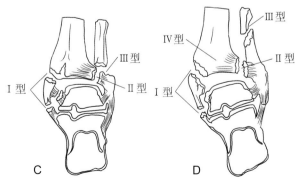

图 9-5　Lauge-Hansen 分型

A. 旋后内收型；B. 旋后外旋型；C. 旋前外展型；D. 旋前外旋型

（3）C 型：腓骨骨折线在下胫腓联合以上

Ⅰ型：仅有腓骨干骨折。

Ⅱ型：复合性腓骨干骨折。

Ⅲ型：腓骨近端骨折。

3. 特殊类型的踝关节骨折

（1）Maisonneuve 骨折。

（2）Tillaux-Chaput 骨折。

三、术 前 计 划

明确诊断，确定骨折与脱位的类型，决定是否手术。一般，踝关节骨折与脱位可借助 X 线、CT 三维重建进行诊断与分型，如怀疑距骨软骨损伤，应加做 MRI 检查。

1. 外踝骨折的术前计划

（1）外踝的 A 型骨折：可采用钢板或克氏针张力带内固定，钢板应放置于外踝的外侧。钢板可采用特定的解剖型钢板，也可用重建钢板或 1/3 管型板塑形后固定，骨折的远近端各由 2～3 枚螺钉固定。也可采用克氏针张力带固定（不建议用单纯克氏针的髓内固定）。

（2）外踝的 B 型骨折：可采用外踝解剖型钢板或重建钢板固定，建议尽量用外踝解剖型钢板。复位后一般先垂直于骨折线打 1 枚拉力螺钉，再行解剖型钢板及螺钉的固定。对于 B 型骨折合并下胫腓联合分离者，需加用 1～2 枚下胫腓联合螺钉固定，负重前取出。对于儿童的 B 型骨折，可采用直径 2.0mm 以下的克氏针固定。

（3）外踝的 C 型骨折：中下段骨折可采用重建钢板或 1/3 管型钢板固定。腓骨近侧 1/3 骨折因为邻近腓总神经，不建议行切开复位手术，但在行下胫腓联合固定时需牵引内旋腓骨远端以纠正其短缩和外旋。

（4）外踝的多处骨折：首选弹性髓内钉固定。若弹性髓内钉无法固定恢复踝关节稳定，则远端加用外踝解剖板或置于后侧的解剖板恢复踝关节稳定性。

（5）污染较重的 Gustilo Ⅱ型以上的开发性外踝骨折：可采用跨踝关节外固定架进行固定（首选置于内侧）。

2. 内踝骨折的手术计划

（1）移位≤ 1mm 的内踝骨折：一般采用非手术治疗。固定 1 周后复查，若再移位则建议手术治疗。

（2）旋后内收型的内踝骨折：可采用钢板或 2 枚拉力螺钉固定，钢板应选择较薄的，放置于内踝的内侧。钢板可采用 1/3 管型板或重建钢板塑形后固定，骨折的远近端各 2～3 枚螺钉固定。不建议用单纯克氏针内固定。

（3）横行 / 斜行内踝的撕脱骨折：可采用 2 枚拉力螺钉或克氏针张力带固定，如骨折块较小，则用 1 枚螺钉固定，术后石膏固定保护 3～4 周。

（4）避免二次手术取出内固定物：可采用可吸收钉固定，但固定强度不如金属螺钉。

（5）污染较重的 Gustilo Ⅱ型以上的开放性内踝骨折：可采用跨踝关节外固定架进行固定。

3. 后踝骨折的手术计划

（1）后踝骨折最常发生于胫骨后外侧，大多数学者认为后踝骨折块累及超过 25% 的关节面且移位大于 2mm 时，应行切开复位内固定治疗，否则采用非手术治疗。

（2）一般采用 2 枚直径 4.0mm 的空芯钉从后向前固定。对于骨折块较大者，可使用后踝解剖型钢板 /T 形支撑钢板固定。

（3）对于新鲜骨折，术中将外踝解剖复位后，由于下胫腓后韧带的牵拉，常使后踝骨折块获得满意复位。可经皮从前向后置入 2 枚直径 4.0mm 的空芯钉固定。

4. 下胫腓联合分离的手术计划

（1）下胫腓联合的固定使用前倾 30° 骨皮质螺钉，踝关节处于极度背伸时夹紧，拧入螺钉。

（2）最佳置钉位置在胫距关节间隙平面近端 2～4cm，置入直径 3.5mm 的 2 枚或 4.5mm 的 1 枚。

（3）一般固定 3 层皮质，踝关节活动时可以适应下胫腓联合的正常微动，不容易发生螺钉折断，术后 8～12 周取出。

（4）也可选用胫腓钩固定术或缝线纽扣钢板固定术，也有学者采用可吸收钉固定。

（5）对于陈旧性下胫腓联合分离，骨皮质螺钉无法复位及固定牢靠，应改用空芯拉力螺钉复位固定。

四、手术操作与技巧

有移位的踝关节骨折均为不稳定性关节内骨折，由于局部软组织肿胀和骨膜的嵌入，闭合复位通常不容易成功。

1. 麻醉可采用椎管麻醉或全身麻醉，患者取仰卧位，患侧臀部稍垫高。合并后踝骨折的有时需侧卧位或俯卧位。

2. 用记号笔标记外踝、内踝、跟腱的体表投影，对肥胖患者或肿胀严重者尤为重要。

3. 复位的顺序一般是外踝、后踝、内踝。

4. 单纯的外踝骨折或者合并较小的简单后踝骨折常采用外侧入路，长度按需而定，足以安放钢板即可。注意勿伤及腓骨前缘的腓浅神经及腓骨后缘的腓肠神经（图 9-6）。

5. 若外踝骨折合并后踝后外侧骨折，则需俯卧位，采用后外侧入路，切口位于腓骨后缘与跟腱外侧缘连线的中点，注意避免伤及腓肠神经。腓骨长短肌肌腱向前牵开，姆长屈肌向后牵开，显露外踝和后踝骨折，不要切断下胫腓后韧带（图 9-7）。

6. 外踝斜行骨折复位后可先垂直骨折线置入 1 枚骨皮质螺钉固定（若患者体型偏小，可预先备 2.7mm 骨皮质螺钉）。粉碎性骨折不能为追求解剖复位完全剥离骨折块的骨膜，粉碎的大骨块可用缝线先与腓骨的近端或远端捆扎，再与另一端对合复位，复位以基本解剖复位为度（简单骨折解剖复位），主要目标是纠正腓骨的短缩和旋转移位。

7. 钢板塑形后（解剖型钢板大部分无须塑形）放置于外踝外侧，骨折近端安置 1 枚普通骨皮质螺钉，使钢板与骨面贴附（一般不用加压，粉碎

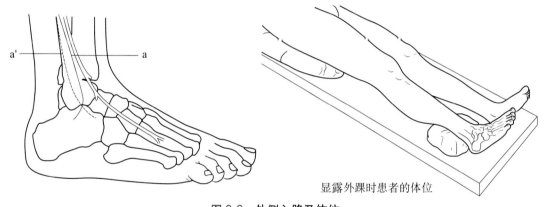

显露外踝时患者的体位

图 9-6　外侧入路及体位

a. 前外侧切口，保护内侧腓浅神经；a'. 后外侧切口，保护后外侧腓肠神经

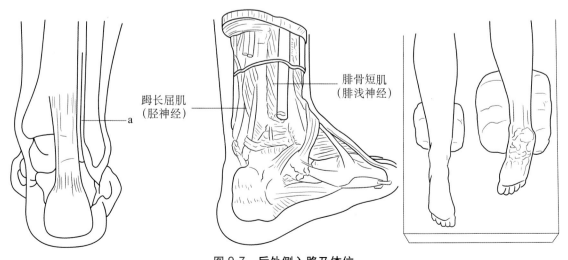

姆长屈肌
（胫神经）

腓骨短肌
（腓浅神经）

图 9-7　后外侧入路及体位

a. 后外侧切口，位于腓骨与跟腱间

性骨折尤其不可加压），微调粉碎的骨块后再在骨折两端各安置 2～3 枚螺钉（根据需要可以是普通骨皮质螺钉，也可是锁定螺钉，如果骨质疏松则尽量用锁定以使更稳定）。

8. 当外踝解剖复位后，由于下胫腓后韧带的牵拉，常可使后踝骨折块获得满意复位。若后踝骨折块较大且无粉碎，可复位后经皮自前向后打入 2 枚 4.0mm 空芯拉力螺钉固定，注意勿损伤胫前血管、神经。如复位不满意，则从外侧延长切口进入显露骨折行复位操作固定。

9. 若后踝骨折块复杂且移位较大，或存在关节面压缩，建议行后外侧入路直视下显露后踝，复位后采用自后向前的空芯螺钉固定。骨块较大者或多个碎块存在,则建议使用支撑钢板进行固定。

10. 新鲜的踝关节骨折当外踝、后踝骨折复位固定后，内踝骨折有时已复位良好，可考虑透视下经皮操作，以 2 枚 4.0mm 空芯拉力螺钉固定。有移位的内踝骨折需切开复位固定，采用内侧入路，沿内踝的前、后缘做弧形切口（根据骨折的位置和大小选择），避免损伤大隐静脉和隐神经，尽可能小范围剥离骨膜。显露骨折线后，内翻踝关节使骨折复位，用巾钳临时固定，沿拟置入 2 枚螺钉进钉点连线的中点钻入 1 枚克氏针固定，在其两侧打入 2 枚空芯钉导针，透视确定长度，一般以选用 40～55mm 为宜，置入 2 枚空芯钉，应逐一少量加压拧入，骨质疏松者需加用垫片。若为内踝粉碎性骨折，可视情况加用张力带（图 9-8）。

11. 仔细止血后冲洗缝合各伤口，建议行间断缝合皮肤，肿胀严重者行全层缝合。外踝、后踝

切口内一般需放置引流。

五、常见并发症

（一）骨折不愈合

踝关节骨折在伤后 8 个月仍未愈合即为骨不连。好发部位在外踝和内踝尖部。大部分学者认为骨不连的原因：①解剖原因，内外踝尖部软组织覆盖少，血供差；②医源性因素，该部位骨折多为粉碎性、局部骨质压缩，为追求解剖复位，往往骨膜剥离过多，影响愈合；有时反复复位，造成局部骨质丢失；③内固定不够牢固，骨折端不能维持良好的对位；④患者因素，骨折愈合前患者不恰当的功能锻炼和运动（如过早负重行走、跑、跳等）。骨不连常常会造成内固定的断裂或失效，治疗需采用手术去除硬化或萎缩的骨折端，自体髂骨移植及换用更为牢固的内固定方式。

（二）畸形愈合

踝关节骨折的畸形愈合常会导致创伤性关节炎、踝关节疼痛。发生的原因：①非手术治疗复位不佳；②首次手术未获得良好复位；③术后因内固定移位或变形而发生骨折再移位。解决的方法：如患者不能忍受畸形带来的影响，应手术截骨矫形植骨内固定。术前应将对侧踝关节作为镜像，采用数字骨科技术精心设计，尽最大可能恢复踝穴原来的解剖形态。

（三）内固定断裂或失效

骨折愈合前患者正常的功能锻炼造成的内固定断裂或失效。发生的原因：①内固定材料选择不恰当（如采用 3.5mm 骨松质螺钉固定下胫腓联

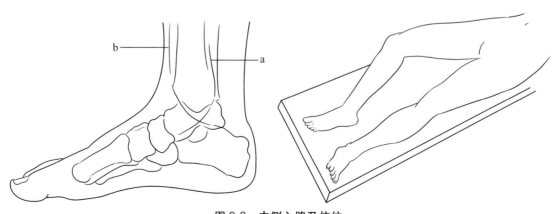

图 9-8　内侧入路及体位
a. 内踝后缘切口；b. 内踝前缘切口，可显露踝关节前方

合分离；用单枚克氏针固定不稳定外踝骨折、内踝骨折等）；②患者骨质疏松造成钢板固定后螺钉的拔出；③术者固定方式的不佳（如螺钉打入骨折线，钢板过短，骨折两端有效螺钉数目不对称等）。

（四）术后感染 / 内固定外露

术后切口感染并不少见。发生的原因：①开放性骨折清创不彻底而又采用内固定；②患者为糖尿病及免疫缺陷的易感人群；③术者无菌观念不足或急诊手术置入物消毒不达标。解决的方式：早期伤口清创引流，分泌物培养加药敏试验，根据敏感药物选用抗生素；如效果不佳宜去除内固定而换用外固定；如已造成骨髓炎或感染性骨缺损，可采用病灶切除、通畅引流，视情况行二期自体髂骨植骨重建。

（五）创伤性关节炎

外踝、内踝、后踝关节面骨折未能获得满意的解剖对位，下胫腓联合分离造成胫距关节匹配度差，在术后晚期可由于关节面对合不良或摩擦而引起创伤性关节炎。症状以疼痛为主，影像学可表现为关节间隙变窄、关节面密度增加、囊性变或骨赘形成等征象，如非手术治疗效果不佳，症状严重者可行胫距跟关节融合术、踝关节置换术。

（六）血管与神经损伤

踝关节前方有胫前神经血管束走行，内踝的内后方有踝管，如手术粗暴操作，可造成胫前、胫后血管、神经的损伤。胫前、胫后动脉的损伤如处理不及时，可造成足的缺血坏死。预防的方法是杜绝粗暴的手术操作。当然，骨折本身也可能造成这些损伤，需要术者在术前就明确诊断或有所警惕，以便术中修复吻合损伤的血管与神经。

六、典型病例与专家点评

[病例1] 谢某，女，53岁。扭伤致右踝关节骨折脱位，行切开复位钢板螺钉内固定术（图9-9）。按 Lauge-Hansen 分型属于旋后外旋型Ⅳ型，按 AO 分型属 B 型。4 处损伤，需待局部软组织

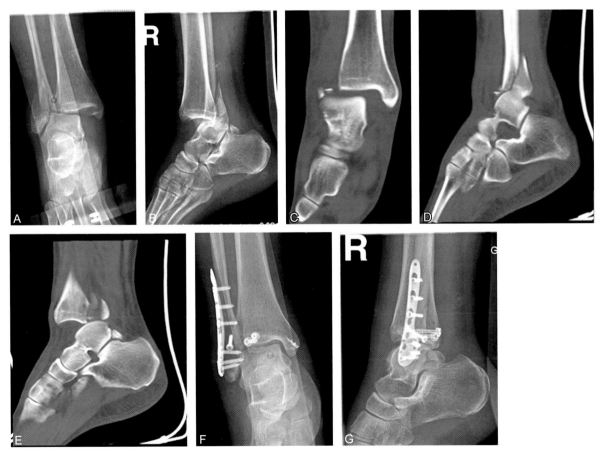

图 9-9 旋后外旋型骨折钢板螺钉内固定术

A、B. 右踝术前 X 线正侧位片；C. 术前 CT 扫描冠状位，胫距半脱位；D. 经腓骨矢状位，外踝向后上移位；E. 经胫骨矢状位，后踝撕脱、分离；F、G. 术后正侧位片

消肿后方可进行手术，首选切开复位内固定治疗，外踝骨折钉板系统固定牢固，视为首选，后踝骨块较小，空芯钉固定即可，内侧三角韧带修复采用铆钉缝合修复，手术入路选择后外侧联合内侧。

★专家点评：此例患者为最常见的旋后外旋型踝关节骨折脱位，手术修复的顺序为外踝、后踝、内侧三角韧带。外踝骨折内固定选择钉板系统，可牢固固定，后踝选用 2 枚空芯钉自后向前固定，既可加压又能防旋转，内侧使用 1 枚铆钉缝合修复三角韧带，完美恢复了踝穴的稳定，术中 Cotton 试验（-），术后 1 周患者即可部分负重功能锻炼，术后效果满意。

[病例 2] 廖某某，女，56 岁。从马背上坠落摔伤，左踝关节骨折脱位，行切开复位钢板螺钉内固定术（图 9-10）。

此病例是典型的踝关节骨折脱位。手术目的是提供踝关节足够的稳定性，纠正畸形，为骨折愈合创造条件，首选切开复位内固定治疗，外踝固定选用钉板系统，后踝因骨折粉碎，骨折块大，故选用支撑钢板固定，内踝使用 2 枚空芯钉固定，手术入路选择后外侧联合内侧弧形切口，体位需用俯卧位。

★专家点评：此例手术难度在于骨折断端粉碎，且合并骨质疏松，复位及固定难度大。术中显露外踝骨折断端，注意保护局部神经，将骨折牵引对合复位，自后向前垂直于骨折线打入 1 枚骨皮质螺钉固定，再行外侧钉板系统置入。仔细找到后踝骨折塌陷的小骨折块，复位后用 1.0mm 克氏针固定，后踝使用 T 形支撑钢板固定。因局部骨质疏松，内踝内固定选用空芯拉力螺钉加垫片使用，钉板系统固定牢靠，术后 1 周患者即开始踝关节屈伸功能锻炼，术后效果满意。术后 3 个月患者可弃拐行走。

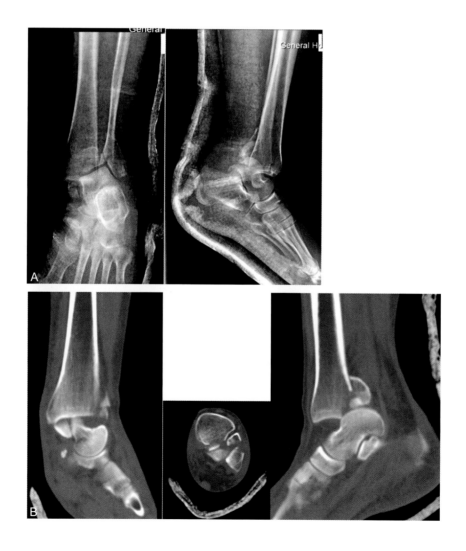

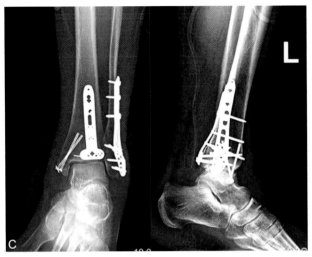

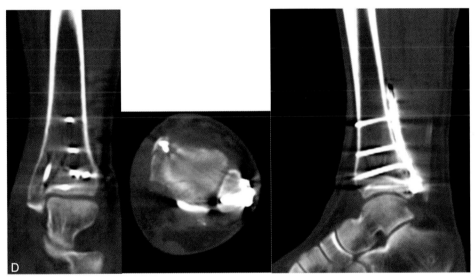

图 9-10 左踝关节骨折脱位钢板螺钉内固定

A. 左踝术前正侧位 X 线片；B. 术前的冠状、横断和矢状面 CT 扫描；C. 术后正、侧位 X 线片；D. 术后 CT 扫描

[**病例 3**] 杨某，男，76 岁。因"车祸致右踝肿痛、功能障碍 9d"入院。受伤当日在外院已急诊行初步处理，入本院诊断：右踝关节骨折脱位，右内踝开放性损伤术后感染，行切开复位钢板螺钉内固定术 +3 次内踝清创负压引流术（图 9-11）。此病例是开放性踝关节骨折并感染，骨折波及关节面，移位明显。手术治疗的目的是骨折复位，恢复踝穴解剖结构，固定牢固，彻底清创，消灭创面，早期功能锻炼。首选切开复位内固定治疗，内固定选用空芯螺钉联合钉板系统，入路选择单纯的后外侧纵行切口。

★专家点评：此例手术难度在于骨折移位太大，复位困难，且已合并内侧伤口感染，处理甚为棘手。最终采用先行切开复位钢板螺钉内固定处理外踝，后踝使用 1 枚空芯钉加压固定，下胫腓联合分离因距受伤时间长，复位困难。最终采用空芯钉复位固定，达到满意效果。内固定选择钉板系统联合空芯钉可固定牢靠，早期功能锻炼。内侧三角韧带未行二期修复，踝关节稳定性好，术后效果满意，植皮一次成活，无皮肤和软组织并发症。术后 5 年跟踪复查，无创伤性关节炎形成。

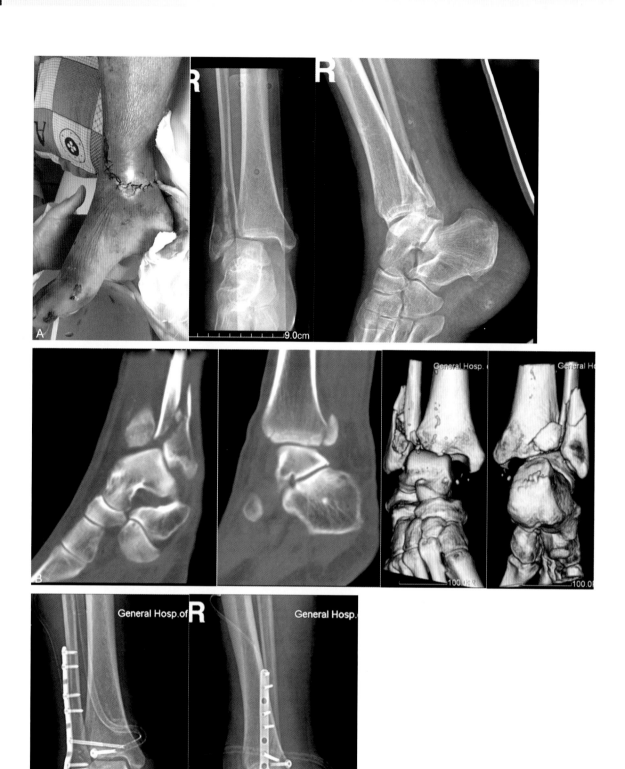

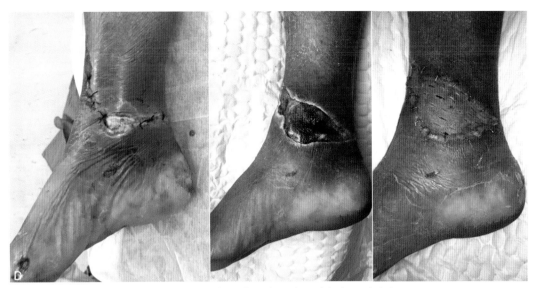

图 9-11　钢板螺钉内固定 + 内踝清创负压引流术

A. 右内踝皮肤坏死，周围红肿，正侧位 X 线片；B. CT 扫描 + 三维重建；C. 术后踝关节正、侧位 X 线片；D. 右内踝经反复清创，创面有肉芽组织生长，植皮全部成活

（王　非　谢会斌　尹庆水）

参 考 文 献

Briet J P, Hietbrink F, Smeeing D P, et al. 2019. Ankle Fracture Classification: An Innovative System for Describing Ankle Fractures[J]. J Foot Ankle Surg, 58(3)：492-496.

Chen D W, Li B, Yang Y F, et al. 2013. AO and Lauge-Hansen classification systems for ankle fractures[J]. Foot Ankle Int, 34(12): 1750.

Doty J F, Fogleman J A. 2018. Treatment of Ankle Fracture Complications and Subacute or Malreduced Ankle Fractures[J]. Techniques in Foot & Ankle Surgery, 17(3): 151-160.

Fonseca L L D, Nunes I G, Nogueira R R, et al. 2017. Reproducibility of the Lauge-Hansen, Danis-Weber, and AO classifications for ankle fractures[J]. Rev Bras Ortop, 53(1): 101-106.

Haraguchi N, Armiger R S. 2009. A new interpretation of the mechanism of ankle fracture[J]. J Bone Joint Surg Am, 91(4): 821-829.

Keene D J, Lamb S E, Mistry D, et al. 2018. Three-Year Follow-up of a Trial of Close Contact Casting vs Surgery for Initial Treatment of Unstable Ankle Fractures in Older Adults[J]. JAMA, 319(12): 1274.

Larsen P, Rathleff M S, Elsoe R. 2019. Surgical versus conservative treatment for ankle fractures in adults - A systematic review and meta-analysis of the benefits and harms[J]. Foot Ankle Surg, 25(4).

Lauge-Hansen N. 1950. Fractures of the ankle.II.Combined experimental-surgical and experimental-roentgenplogic investigations[J]. Arch Surg, 60(5)：957-985.

Macera A, Carulli C, Sirleo L, et al. 2018. Postoperative Complications and Reoperation Rates Following Open Reduction and Internal Fixation of Ankle Fracture[J]. Joints, 6(2): 110-115.

Neer C S. 1953. Injuries of the ankle joint, evaluation[J]. Conn State Med J, 17(7): 580-583.

Nugent P J. 2004. Ottawa Ankle Rules accurately asses injuries and reduce reliance on radiographs[J]. J Fam Pract, 53(10): 785-788.

Phillips W A, Schwartz H S, Keller C S, et al. 1985. A prospective, randomized study of the management of severe ankle fractures[J]. J Bone Joint Surg Am, 67(1): 1303-1304.

Shen M S, Dodd A C, Lakomkin N, et al. 2017. Open treatment of ankle fracture as inpatient increases risk of complication[J]. J Orthop Traumatol, 18(4): 431-438.

Silluzio N, Santis V D, Marzetti E, et al, 2019. Clinical and radiographic outcomes in patients operated for complex open tibial pilon fractures[J]. Injury, 50(Suppl 2): S24-S28.

Treadwell J R, Fallat L M. 1993. The antiglide plate for the Danis-Weber type-B fibular fracture: a review of 71 cases[J]. J Foot Ankle Surg, 32(6): 573-579.

第10章

Pilon骨折

一、解剖学特点

Pilon 在法语的含义是"杵棒"。1911 年 Destot 把胫骨远端负重关节面的骨折称为 Pilon 骨折，Bonin 在 1950 年描述了同样的骨折，称为"天花板"骨折，源于此类骨折导致了踝关节顶部关节面的破裂。Ruedi 在 1968 年系统阐述了此类骨折的特点、针对预后的分型和治疗方法。虽然 Pilon 骨折的发生率不到下肢骨折的 1%，占胫骨骨折的 5% ~ 10%，但对创伤骨科医师来说，这是一种非常棘手的严重损伤。

胫、腓骨远端构成踝穴，容纳距骨。胫骨远端的负重关节面为形态不规则的四边形，与距骨的穹顶相关节（图 10-1），关节面前宽后窄，在冠状面和矢状面均略有凹陷。内侧延伸为内踝关节面，此面与胫骨远端关节面约成 90° 角，向远端延伸约 1.5cm，与胫骨干中段的内侧面在轴位上向外旋转约 25°。距骨的外侧面与腓骨远端相关节。

在胫骨远端干骺端，骨皮质较薄，骨松质较致密，贴近软骨的软骨下骨板较为坚强。胫骨远端外侧面有近似三角形的腓骨切迹，与腓骨远端组成下胫腓关节。下胫腓前韧带起自胫骨前外侧 Chaput 结节，止于腓骨远端 Wagstaffe 结节。下胫腓后韧带位于下胫腓关节后方，向下外侧走行。其余的下胫腓联合位于下胫腓后韧带的深面，主要为骨间韧带和横韧带，骨间韧带由胫腓骨间膜向远端的延续形成。

胫骨远端皮肤的直接血供来自胫后动脉、腓动脉及足背动脉发出的筋膜下穿支动脉。浅表静脉主要有大隐静脉，与隐神经伴行，由内踝前方向上，经由胫骨内侧至膝关节。胫前动脉和胫后动脉的分支为胫骨骨外血供的主要来源，营养骨皮质的外 1/3，而骨皮质的内 2/3 主要由滋养动脉及骨髓内分支供应。

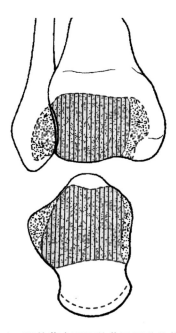

图 10-1　踝关节由胫距关节及距腓关节组成

二、影像学评估与骨折分型

（一）X 线片

X 线片能显示关节面和干骺端骨折移位的总体情况。常规摄踝关节前后位、侧位及踝穴位 X 线片，胫骨干正、侧位有助于评估骨折移位对小腿力线的影响，必要时摄对侧踝关节 X 线片作为对照。

（二）CT 扫描

1. 评估损伤　CT 能帮助进一步评估关节面受损情况，提供关节内骨折碎片的大小和位置、干骺端损伤范围、塌陷骨折块的位置及移位方向，以及延伸入骨干的骨折线方向等信息。

2. 术前计划　3D-CT 能更为直观地显示骨折移位，帮助选择手术入路和置入物的固定方式，包括骨片间螺钉、外固定架环的放置等。

（三）骨折分型

根据骨折类型帮助医生选择恰当的治疗方法，并准确判断预后，是进行合理骨折分型最基本的两个原则。之前，Ruddi、Kellam 和 Waddell 等就根据 X 线片上的影像学表现尝试对 Pilon 骨折进行分型。Böhler 和 Bonin 等的影像学分型则主要依据损伤机制、足的位置及暴力的方向。根据他们的临床经验，这些分型无法帮助医师辨识损伤的严重程度、确定手术入路和判断预后，后来 Ruedi 等再次提出建议推广一种根据关节面粉碎性程度进行分型的简单方法，即 Ruedi-Allgower 分型，可能是各种文献中应用最广泛的 Pilon 骨折分型系统（图 10-2）。

三、术前计划

（一）治疗目标

解剖复位胫骨远端关节面及胫骨干骺端的长度。

（二）治疗选择

1. 非手术治疗　石膏夹板固定可用于无移位的骨折，移位却没有手术治疗条件的患者，早期可行跟骨牵引治疗，后期再转换为石膏固定。

2. 手术治疗　移位的 Pilon 骨折一般行切开复位。目前的治疗方法包括切开复位内固定，加或不加有限内固定的外固定。

（三）手术时机

1. 低能量损伤　软组织损伤较轻，有条件时可以早期急诊行骨折切开复位内固定。

2. 高能量损伤　不论开放性或闭合性的高能量损伤，多数学者选择的治疗方式是分期或延期手术，早期手法闭合复位，外固定架或跟骨牵引

维持踝关节力线，待软组织消肿后，二期切开复位内固定胫骨远端。如伴有腓骨骨折，可行早期或二期切开复位内固定，早期切开复位腓骨骨折时应注意胫骨远端后外或前外侧的骨折片，如移位明显，会妨碍腓骨骨折的复位。

（四）手术入路

在治疗初期，腓骨骨折的显露常通过标准外侧切口，此前必须考虑好胫骨切口的位置。两个切口之间的皮桥宽度不能少于 7cm，以防皮肤坏死。胫骨远端的入路有多种选择，包括前外侧入路、外侧 Böhler 入路、前内侧入路和后外侧入路等。

1. 前外侧入路　以踝关节为中心取 8～10cm 长纵切口，切口大部分在踝关节近端（图 10-3A），切口的远端到达踝关节以远 3～4cm，止于距舟关节水平。此入路可以很好地观察胫骨内侧和前侧关节面，但是对胫骨外侧穹窿的显露受限。通

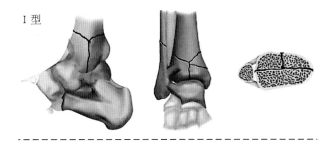

Ⅰ型

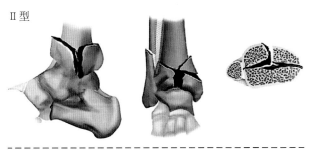

Ⅱ型

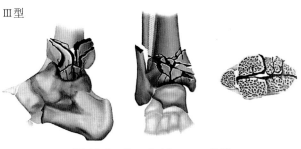

Ⅲ型

图 10-2　Ruedi-Allgower 分型

Ⅰ型：关节面劈裂，无移位；Ⅱ型：关节面轻、中度移位，骨折块大，没有粉碎；Ⅲ型：关节面压缩性和粉碎性骨折

过向远端延长切口，拉开皮瓣后，可使外侧显露增加。

2. 前外侧 Böhler 入路 起自踝关节近端 5cm，在 Chaput 结节的内侧，径直向远端第 3 和第 4 跖骨基底延伸（图 10-3B）。切口完成后可以完全显露胫骨远端前部。

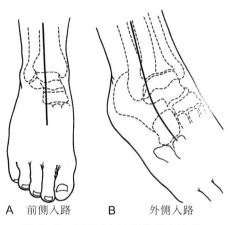

图 10-3 标准前侧入路和外侧入路

A 前侧入路　　B 外侧入路

3. 前内侧入路 于胫骨前侧嵴的外侧、胫前肌腱的内侧向远端延伸，跨过踝关节后，转向内踝下方。此入路可获得胫骨远端前、内侧良好的视野，但对胫骨外侧的显露有限。可沿胫前肌腱延长切口，跨过踝关节，至胫前肌腱止点。此改良的延长切口可提供较好的外侧视野（图 10-4）。

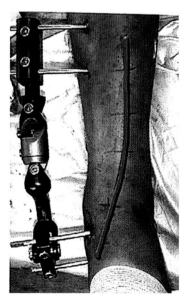

图 10-4 前内侧入路

4. 后外 / 内侧入路 后外侧切口位于腓骨后外侧缘与跟腱之间。此入路能很好地显露腓骨和胫骨后侧，便于骨折固定（图 10-5）。后内侧切口位于跟腱内侧，沿胫骨内后缘切开，分离屈肌支持带，识别胫后、屈趾和屈踇长肌腱及胫后神经、血管，保护牵开。

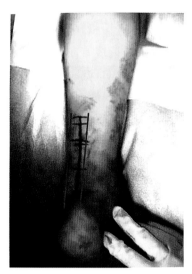

图 10-5 后外侧入路

四、手术操作与技巧

（一）内固定

内固定适用于软组织损伤不严重或经过充分消肿的病例。通过翻转内踝或前外侧骨折块，可以显露粉碎的中央软骨面。分辨所有粉碎和压缩的骨块，常参照相对稳定的后外侧骨块作为关节面复位的开始。如果后外侧骨块有移位，应考虑通过后外侧切口将其复位固定。一般胫腓骨间韧带是完整的，在腓骨解剖复位后外侧骨块可自动复位。借助撑开复位器或临时外固定架、经跟骨斯氏针等，通过牵引借助韧带整复法恢复干骺端的长度。使用克氏针拼接关节面骨块，直视下逐块复位和临时固定，由后至前、由外至内，恢复内侧、前内、前外折块与后外折块的关系，细小的骨块可用细的克氏针或可吸收钉镶嵌在大骨块上。关节软骨面复位后，须行术中透视检查，包括前后位、侧位和踝穴位，帮助判断复位是否满意。

无压缩的骨折无须进行植骨，植骨还可能会阻碍骨皮质之间的压紧，阻碍复位。干骺端压缩粉碎或骨质疏松时，常需要植骨。使用同种异体骨或者自体骨填充空腔并压紧，以增强关节面的稳定。关节面在植骨后得到支撑，将临时复位的克氏针替换为空芯钉或 3.5mm 螺钉，如需克氏针维持复位，可将针尾留在皮外，在 3～6 周后取出。

最后使用钢板将重建的关节面骨块固定到近端骨干。可以通过直视切口或微创技术将普通钢板或锁定钢板放置在内侧、前侧或外侧。钢板的选择和放置应当由骨折的特点决定，内翻型骨折使用胫骨远端内侧板，外翻型骨折使用胫骨远端前外侧板，后侧骨块大或移位明显时，可使用后侧解剖型板或桡骨远端板，确保关节面骨块与骨干的支撑固定。

最好能无张力关闭切口。时间允许的话，在止血带下关闭切口。止血带放松后，软组织会即刻肿胀，应当等待几分钟后再做缝合。若张力过大，可只缝合皮下与深筋膜，用负压吸引装置封闭切口，二期缝合或植皮。

术后处理：24h 内静脉滴注抗生素。复查 X 线及 CT，评估关节面复位情况。如切口完好，无过度肿胀，术后第 2 天可扶拐下床活动，但术后 12 周内禁止患肢负重。术后 2～6 周患肢可穿着弹力袜以减少肿胀，一般不需要服用抗血栓形成药物。术后 12 周，复查 X 线片，如看到骨折线模糊或骨痂桥接，可穿着免负重鞋保护，逐步增加负重和康复锻炼。一般需在术后 3～4 个月，才能完全负重。

（二）有限切开复位关节面结合外固定支架

考虑到软组织坏死和术后感染风险，有的病例使用跨或不跨踝关节的外固定架作为确定性治疗。先根据 CT 所显示的骨折块进行小切口切开复位并置入螺钉：以骨折线为中心做一纵行小切口，以便于必要时延伸切口。手法复位骨折块，采用撬拨复位技术整复压缩的关节面骨块。通过大点式复位钳实现加压，辅助复位，打入 1.6mm 克氏针临时固定。多平面透视以确保复位满意，避免只依据单纯正侧位片会遗漏信息。复位满意后通过 3.5mm 或 4.0mm 实芯或空芯螺钉固定关节面骨块，而粉碎的部分使用全螺纹螺钉来维持长度及对位。

（三）不进行关节面复位，使用外固定支架

在某些情况下，由于软组织情况不良或多发伤，存在手术禁忌证，Marsh 等建议直接使用跨关节外固定支架维持并固定患肢。进针点位于距骨颈内侧远端和跟骨结节的内侧后上部分，以便避开神经血管束和距下关节。正位透视下距骨针应平行距骨顶面；方向大致为踝关节的运动轴线；胫骨近端的 2 根钢针通过模板置入胫骨干内侧缘。钢针全部置入后，移除模板并放置外固定器，用球形接头固定于中立位。牵引踝关节直至透视下大致恢复关节正常对合。

术后处理：一旦软组织肿胀减轻，踝关节铰链即可松开以增加主动和被动的运动范围。在 12～16 周可允许部分负重。

五、常见并发症

（一）切口问题

Pilon 骨折切开复位内固定术后最常见的切口并发症是皮肤坏死。为了避免深部感染，可以口服抗生素。如果伤口无明显好转，应静脉使用抗生素。全层皮肤坏死或伤口完全裂开应视为紧急情况，需行手术清创。彻底清除所有坏死组织，取深部组织细菌培养。如果内固定外露，一般来说，小的伤口裂开可以重新缝合，但皮肤收缩往往使得缝合难以完成，需要用负压材料覆盖伤口。根据培养结果使用敏感抗生素。如果创面底部出现肉芽组织，可继续负压引流至伤口闭合。如果无肉芽生长，或者伤口非常大、胫前肌腱和伤口处钢板外露，应考虑皮瓣转移修复。

（二）骨感染

Pilon 骨折所致的慢性胫骨骨髓炎处理非常棘手。Mader 等依据以下 4 个方面:患者的全身状况、疾病引起的功能障碍、疾病累及的部位及骨坏死程度，将骨髓炎分类为 4 型。Ⅰ 型，为骨髓炎无骨内病灶；Ⅱ 型，为表浅骨髓炎，仅仅影响骨表面；Ⅲ 型，为骨皮质死骨形成，边缘清晰；Ⅳ 型是一种渗透破坏性病变引起的不稳定，通常为感染性骨不连。当术后伤口裂开时，必须密切注意防治胫骨骨髓炎的发生。大多数闭合性胫骨 Pilon 骨折内固定术后引发的骨髓炎是 Ⅱ 型，由于冲洗引流不当，胫骨的皮质外侧沾染细菌而受累。通常可以使用高速电钻清创直至健康皮质，无须移除置入物。然而，如果处理不当或不及时，Ⅱ 型骨髓炎将转变为 Ⅲ 型或 Ⅳ 型，感染会穿透骨皮质

及髓腔。必须进行清创术，移除置入物、扩髓直至健康皮质。彻底清理伤口后，需用外固定器维持稳定。如果清创后软组织覆盖良好，但有骨缺损，可使用含敏感抗生素的骨水泥临时性填充。如果创面软组织不能完整覆盖，需要使用负压封闭创面。

（三）骨折不愈合及固定失败

无论是使用钢板还是外固定架，常见的失败是关节面骨折愈合而干骺端不愈合，原因是早期负重致钢板断裂或过早拆除外固定，胫骨塌陷内翻，由于没有固定物支撑，干骺端快速畸形融合，合并内侧软组织挛缩。如果发展到后期，一次性矫正畸形会导致内侧软组织张力过高，出现内侧皮肤全层坏死。因此，早期认识和治疗是最好的解决方案。

术前应评估干骺端骨不连部位与关节面的距离。大部分情况下，尤其是骨不连合并钢板断裂，需要再次打开原切口，去除失效的内固定，采用合适的方法清理骨不连残端直至显露出正常骨质，根据骨不连的位置和自己的经验选择钢板或髓内钉固定。如果存在结构性缺损，需要植骨。如果骨折不愈合发生时间较短，伤口一般会自行闭合。如果骨不连存在时间较长或伴有严重的内翻畸形，内侧伤口关闭会很困难，可能需要负压或皮瓣覆盖创面。

（四）畸形愈合

畸形愈合表现为胫骨关节面塌陷失匹配，或干骺端成角畸形愈合，常伴有一侧软组织挛缩。畸形矫正往往需要切开复位，重新矫正畸形部位骨质，或者做胫骨楔形截骨。如果畸形程度不大（成角 $10^\circ \sim 15^\circ$），一期可以尝试使用钢板固定。畸形程度较严重者应分两阶段治疗：移除植入物、

截骨、闭合伤口。之后应用 Ilizarov 支架逐步矫正畸形。

（五）创伤性关节炎

无论术者做怎样的努力去解剖复位，创伤当时发生的距骨和胫骨关节软骨损伤都无法挽回。但即使影像学表现存在创伤性关节炎，也不一定与疼痛或功能障碍等临床症状有关。许多患者可以通过使用抗感染药物、加高后跟或改变运动方式使得症状缓解。关节镜手术通常无效。假设胫骨远端对线良好、骨折愈合，治疗严重的终末期踝关节创伤性关节炎可行踝关节原位融合术，因为大多数患者都存在置入物周围或胫骨软骨下骨吸收，应进行切开融合。当存在明显的骨吸收时，应采用合适外形的、带三层皮质的自体或异体骨移植，以维持后足于恰当位置。全踝关节置换术已逐渐成为融合术外的另一种选择。对于踝关节创伤性关节炎的患者，关节融合术与置换术相比，总体满意度相似，而关节融合术的并发症较少。

六、典型病例与专家点评

[病例 1]　聂某，男，34 岁，外伤致左胫骨远端 Pilon 骨折（Ruedi Ⅱ型）。等待局部消肿，出现"皱纹"征后，经前内侧入路行切开复位内固定术（图 10-6、图 10-7）。

★专家点评：Ruedi Ⅱ型骨折，前外侧骨块向外上移位，皮质嵌插，内踝骨片较大，后踝骨裂无移位，中央有一片游离关节面。选择前内侧切口能兼顾内侧和前侧，直视下处理移位和关节内折片。选择 1/3 管型钢板经皮下置于内踝折片上（经皮置钉），较独立使用的拉力螺钉固定更稳，胫骨远端前外侧钢板做支撑固定，患者可早期安全活动关节。

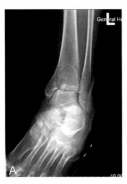
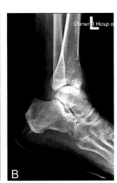
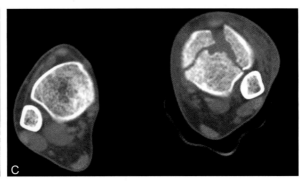

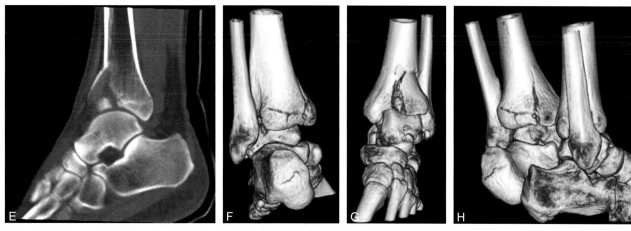

图 10-6　病例 1 术前踝关节正侧位 X 线、CT 和三维重建

A、B. 术前 X 线正位、侧位片；C ～ E. 术前 CT 横断位、冠状位、矢状位片；F ～ H. 术前 CT 三维重建后面观、前面观及内侧观，前面观可见下胫腓韧带胫骨止点折块向外移位，内侧观见内踝纵裂、右分离

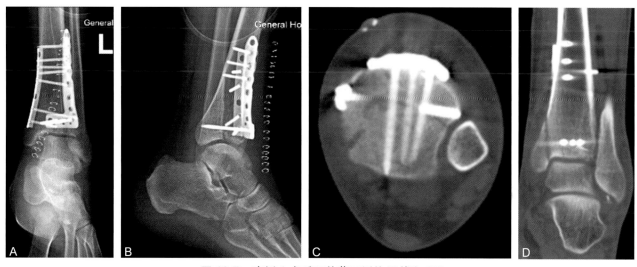

图 10-7　病例 1 术后踝关节正侧位 X 线和 CT

A. 术后正位片；B. 术后侧位片；C. 术后 CT 横断位，关节面恢复平整；D. 术后 CT 冠状位

[病例 2]　曾某，女，21 岁，高处坠落致右胫骨远端骨折（Ruedi Ⅲ型），见图 10-8 ～图 10-10。

Ruedi Ⅲ型骨折，高处坠落，患肢肿胀明显，X 线片见距骨向前上移位并内翻。采取分期治疗方案，首先行患肢跟骨牵引，促进消肿，肿胀消退后二期再行内固定手术。选取前内侧切口，充分显露胫骨远端前侧及外侧。先复位前外侧骨块，撬拨塌陷的关节面，干骺端空腔植入异体骨松质，再复位包括内踝在内的内侧骨块，透视辅助下用长的内侧解剖板经皮插入贴附固定，胫骨远端的前侧及外侧用短的前外侧板固定。

★专家点评：Ruedi Ⅲ骨折通常伴有较严重的软组织损伤，皮肤会出现大量的张力性水疱，治疗的初期可选择跟骨牵引，如骨折移位或软组织损伤很严重，宜选择外固定支架临时固定，以利于减少骨折移位，促进软组织肿胀消退、水疱愈合、皮肤"皱纹"出现，再行切开复位内固定。

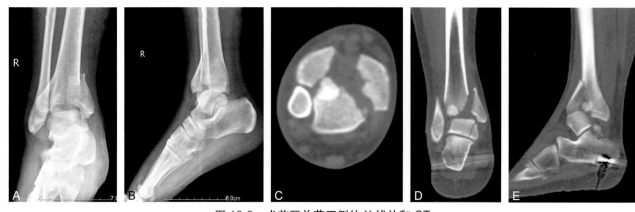

图 10-8　术前踝关节正侧位 X 线片和 CT

A. 术前 X 线正位片；B. X 线侧位片；C. 术前 CT 横断位；D. 术前 CT 冠状位；E. 术前 CT 矢状位

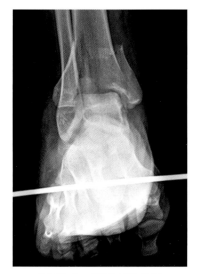

图 10-9　跟骨牵引术后

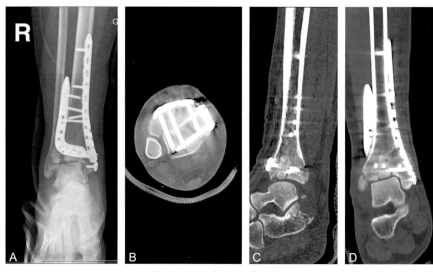

图 10-10　术后 X 线及 CT

A. 术后 X 线片；B ～ D. 术后 CT 横断位、矢状位及冠状位

[病例 3]　谢某，17 岁，高处坠落伤致腰椎、双侧 Pilon 骨折，右侧为开放性，分度 Guestilo3A。急诊行右踝关节后侧开放性损伤清创、跨关节外固定、腓骨切开复位内固定、左跟骨牵引后转入（图 10-11 ～图 10-16）。

本例急诊左跟骨牵引、右踝后内侧清创、外架固定、腓骨切复内固定，腓骨复位欠佳，稍有向后成角，应与胫骨远端后外侧移位骨块没有复位有关。第二次手术取仰卧位，切复内固定左侧 Pilon 骨折，选前内和后内入路，前内侧直视复位关节内粉碎性骨折，前外侧钉板固定，后内侧用 1/3 管型板固定胫骨内侧骨折。右侧 Pilon 骨折经前内侧切口复位，未调整腓骨复位，清理下胫腓间碎骨，见后侧干骺端约缺损 1/3 骨量，复位外侧骨折块，经皮插入胫骨远端内侧板复位内踝及

干骺端骨折，前方置入胫骨远端前外侧钢板固定，续用外架维持距骨对位。1 个月后右踝后内侧创面渐愈，再取俯卧位及后外侧入路，取自体髂骨块填充胫骨后侧骨缺损，后踝钉板内固定。伤后 2 年，骨折愈合顺利，行走无痛，右踝活动度轻度障碍，由于骨质坚硬，部分内置物螺钉滑丝，未全取出。

★专家点评：本例系开放性粉碎性骨折，依开放性骨折性质，早期反复清创、外架固定，成功防止骨感染和软组织坏死。后期依 Pilon 骨折特点，分次用不同体位完成切复固定和植骨，有利于减少并发症。不足的是腓骨在急诊术中未完全解剖复位，制约了后续复位，提示腓骨复位遇到困难时，可尝试先复位胫骨。

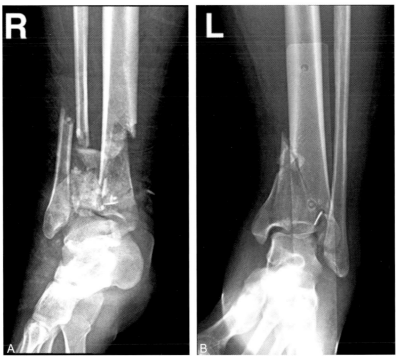

图 10-11　术前 X 线片

A. 右踝；B. 左踝

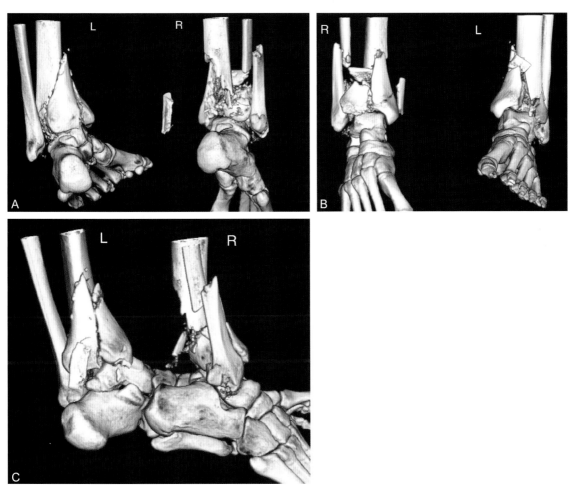

图 10-12　术前 CT 三维重建

A. 后面观；B. 前面观；C. 侧后观

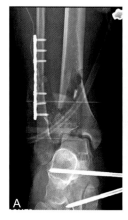
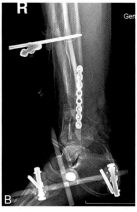
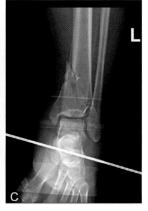

图 10-13　急诊行右踝后侧开放性损伤清创、跨关节外固定、腓骨切开复位内固定、左跟骨牵引术

A、B. 右踝正侧位片，明显复位残留向后成角；C. 左足跟骨牵引

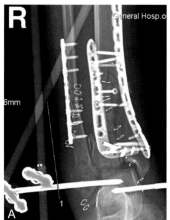
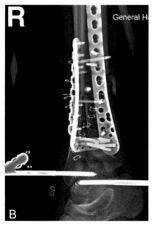
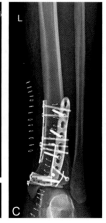
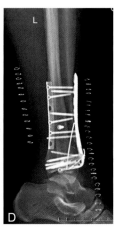

图 10-14　二期手术术后正侧位片

二期取仰卧位，右侧取前内侧切口，清理下胫腓间碎骨，见后侧干骺端约缺损 1/3 骨量，经皮插入胫骨远端内侧板复位内踝及干骺端骨折，用前外侧钢板固定前外骨折块，续用外架维持距骨对位；C、D. 左侧选前内和后内入路，前内侧直视复位关节内粉碎性骨折，前外侧钉板固定，后内侧用 1/3 管型板固定

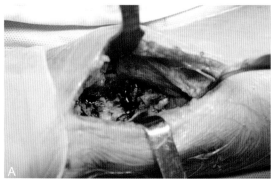
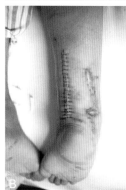
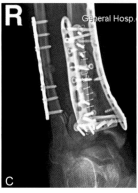
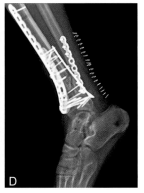

图 10-15　伤后 1 个月，俯卧位右踝后内侧入路，显露骨缺损，取髂骨植骨

A、B. 手术切口及原开放性伤口瘢痕；C、D. 术后正侧位片，后踝钉板内固定

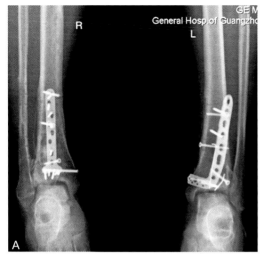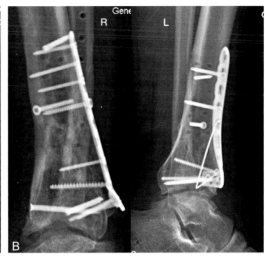

图 10-16　伤后 2 年，行走无痛，踝关节活动度轻度障碍。骨质坚硬，部分内置物螺钉滑丝，未完全取出
A. 双踝正位片；B. 双踝侧位片

（郭晓泽　李知玻　章　莹）

参 考 文 献

Bonar S K, Marsh J L. 1993. Unilateral external fixation for severe pilon fractures[J]. Foot Ankle, 14(2): 57-64.

Bone L B. 1987. Fractures of the tibial plafond. The pilon fracture[J].Orthop Clin North Am, 18(1): 95-104.

Bonin J G. 1950. Injuries to the ankle[M]. London: William Heinemann（Medical Books）Ltd Price 63s.

Cierny G, Cook W G, Mader J T. 1989. Ankle arthrodesis in the presence of ongoing sepsis. Indications, methods, and results[J]. Orthop Clin North Am, 20(4): 709-721.

Feldman D S, Shin S S, Madan S, et al. 2003. Correction of tibial malunion and nonunion with six-axis analysis deformity correction using the Taylor Spatial Frame[J]. J Orthop Trauma, 17(8): 549-554.

Hayes A G, Nadkarni J B. 1996. Extensile posterior approach to the ankle[J]. J Bone Joint Surg Br, 78(3): 468-470.

Kellam J F, Waddell J P. 1979. Fractures of the distal tibial metaphysis with intra-articular extension-the distal tibial explosion fracture[J]. J Trauma, 19(8): 593-601.

Mader J T, Shirtliff M, Calhoun J H. 1997. Staging and staging application in osteomyelitis[J]. Clin Infect Di, 25(6): 1303-1309.

Marsh J L, Weigel D P, Dirschl D R. 2003. Tibial plafond fractures. How do these ankles function over time?[J]. J Bone Joint Sury Am, 85(2): 287-295.

Martin J S, Macsh J L, Bonar S K, et al. 1997. Assessment of the AO/ASIF fracture classification for the distal tibia[J]. J Orthop Trauma, 11(7): 477-483.

Mast J W, Spiegel P G, Pappas J N. 1988. Fractures of the tibial pilon[J]. Clin Orthop Relat Re, (230): 68-82.

Mast J, Jakob R P, Ganz R. 1989. Planning and reduction technique in fracture surgery[M]. Berlin: Springer-Verlag.

Morrey B F, Wiedeman G P. 1980. Complications and long-term results of ankle arthrodesis following trauma[J]. J Bone Joint Surg Am, 62(5): 777-784.

Rosen H. 1979. Compression treatment of long bone pseudarthroses[J]. Clin Orthop Relat Res, (138): 154-166.

Ruedi T, Matter P, Allgower M. 1968. Intra-articular fractures of the distal tibial end[J]. Helv Chir Acta, 35(5): 556-582.

Ruedi T. 1973. Fractures of the lower end of the tibia into the ankle joint: results 9 years after open reduction and internal fixation[J]. Injury, 5(2): 130-134.

Ruedi T. 1973. Intraarticular fractures of distal tibia: results after 9 years(author?s transl)[J]. Arch Orthop Unfallchir, 76(4): 248-254.

Sarrafian S K.1983. Anatomy of the foot and ankle[M], Philadelphia: JB Lippincott.

Schatzket J, Tile M. 1987. The Rationale of Operative Fracture Care[M]. New York: Springer-Verlag.

第**11**章

距骨骨折与脱位

一、解剖学特点

距骨是人体第二大跗骨，有 5 个承重关节面。2/3 的距骨表面覆盖有关节软骨，没有肌腱、肌肉的起止点。距骨分为头、颈和体 3 部分及内侧和后侧 2 个突。距骨头大部分与舟骨形成关节。距骨体包括参与构成踝关节的距骨顶和参与构成距下关节的后跟关节面。距骨头与距骨体之间的部分是距骨颈，位于下方的跗骨窦上，不参与构成踝关节。距骨颈和距骨体的轴线不同，在水平面上距骨颈向内侧呈不同程度的倾斜角度。

距骨头是包容在足臼关节里面的远端部分。此臼窝由下方的和上内侧的跟舟韧带连接跟骨中关节面和前关节面及较大的舟骨关节面构成。足臼的容积可以变化，以适应步态周期中距骨头的位置变化。距骨头的前下内侧呈四边形或椭圆形，与跟骨前关节面组成关节。距骨头此部分扁平，向前方延伸至舟骨关节面。

距骨颈有 4 个面：上面、外侧面、内侧面和下面，是距骨上少数无关节软骨覆盖的区域之一。距骨颈上面向后至距骨滑车的前缘，向前至距骨头关节面。胫距关节囊沿距骨颈上面走行，止于距舟关节囊的近侧。伸肌下支持带的内侧部分止于距骨颈外侧面。距骨颈下面参与形成跗骨窦和窦管的顶部，为距下关节的主要稳定结构——距跟韧带的附着点。距骨颈内侧面稍凸起，有距舟韧带附着。距骨颈向跖内侧成角 10° ～ 44°，向跖侧成角 5° ～ 50°，距骨颈是骨最容易骨折的部分。

距骨体分为 5 个面：外侧面、内侧面、上面、下面和后面（图 11-1）。外侧面由 1 个大的关节面

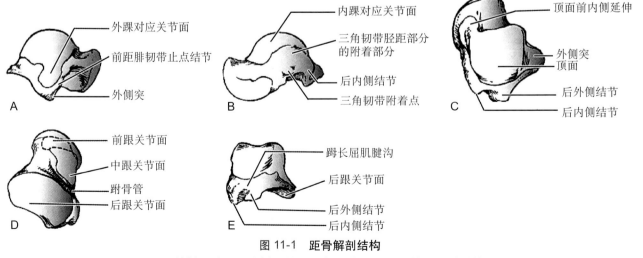

图 11-1 距骨解剖结构

A. 外侧面观；B. 内侧面观；C. 上面观；D. 下面观；E. 后面观

构成与外踝相对，与腓骨远端形成关节。在距骨体外侧面前下的外侧突是距骨无关节面的部分。距跟外侧韧带止于外侧突尖下。沿三角形外侧突的前缘有两个结节，为距腓前韧带的止点。沿距骨体外侧面的后下缘有一沟，为距腓后韧带的附着处。

距骨体的内侧面有 2 个区域：上部和下部。上部有关节面覆盖，或称为距骨内踝面。此关节面形似逗号，其长轴为前后方向。下部无关节面，前半部分凹陷，并有许多血管滋养孔。在上面的尾部下（后半部分）有一个大的椭圆形区域，为三角韧带深层的止点。

距骨体上面全部由关节软骨覆盖，形似滑车，滑车沟靠近内侧缘。距骨体上面的横径，前方大于后方，像一个楔石。这种独特的形状，在背伸时距骨在关节内实现最大的关节贴合。

距骨体的下面包括距骨的后跟关节面。此关节面呈四边形，长轴上凹陷，横轴上平坦。与跟骨后关节面相关节。

距骨体的后面包括后外侧结节和后内侧结节，其间形成沟，有蹈长屈肌肌腱走行。后外侧结节比后内侧结节大并更突出。后外侧结节有下关节面，与距骨后跟关节面的后外侧面相接续。后外侧结节可能表现为过大的三角形突，或表现为分离的跗骨，即三角骨，其出现率为 3% ～ 8%。

距骨存在丰富的骨外和骨内血供。然而，由于大部分距骨表面由关节软骨覆盖且无肌肉从距骨起止，因此，供血管进入距骨区域极少。距骨骨折或脱位通常伴有血供的中断，因此，有可能影响距骨骨折的愈合。

二、影像学评估与骨折分型

（一）X 线片

常规行踝关节正侧位可用于骨折的评估。踝关节正位能显示踝穴和距骨的关系，踝关节侧位能清晰显示距骨颈、距骨头骨折。还应观察有无内外踝骨折、跟骨骨折、舟骨骨折及骰骨骨折等。

（二）CT 检查

CT 检查能更好地显示骨折、评估移位情况。建议行薄层、多平面平扫，每层 1 ～ 2mm。能发现 X 线片未能发现的骨折，如距骨后突骨折、距骨外侧突骨折、距骨撕脱骨折、距骨后关节面的压缩性骨折。

（三）MRI 检查

距骨骨折一般无须行 MRI 检查。但是，无移位的骨折经常会被漏诊，或者误诊为踝关节扭伤，MRI 有助于发现这些隐匿性损伤。

（四）距骨颈骨折分型

1952 年 Coltart 发表了距骨损伤病例的系列研究报道，从而提出距骨损伤可大致分为三类：骨折、骨折脱位、完全脱位。目前最常用的分型是最初由 Hawkins 提出，经 Canalehe Kelly 改进的分类方法。Hawkins 分型（图 11-2）是基于 X 线片的骨折分型。

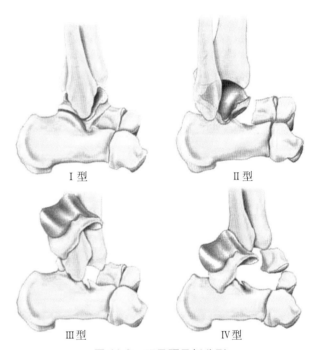

图 11-2　距骨颈骨折分型

Ⅰ 型：没有移位的距骨颈骨折；Ⅱ 型：移位的距骨颈骨折并距下关节半脱位或脱位；Ⅲ 型：移位的距骨颈骨折并距下关节与胫距关节脱位；Ⅳ 型：移位的距骨颈骨折并距下关节、胫距关节与距舟关节脱位

（五）距骨体骨折分型

距骨体骨折分为剪切性骨折和粉碎性骨折。Boyd 和 Knight 依据损伤平面对距骨体骨折进行分类（图 11-3）。

三、术前计划

明确骨折部位、骨折是否有移位、是非手术治疗还是手术治疗。

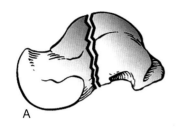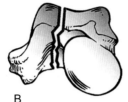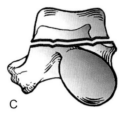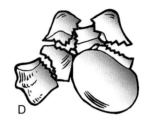

图 11-3　距骨体骨折分型

A、B.剪切性骨折Ⅰ型：冠状面（A）、矢状面（B）；C.剪切性骨折Ⅱ型：距骨体水平面剪切骨折；D.距骨体粉碎性骨折

（一）距骨颈骨折的治疗计划

治疗取决于 Hawkins 分型，目标是达到解剖复位。

Hawkins Ⅰ型骨折：以免负重短腿石膏固定 4～6 周，然后行走石膏固定 1～2 个月。如果担心关节僵硬或后期发生骨折移位，可以考虑经皮螺钉内固定。

Hawkins Ⅱ型骨折：应当急诊处理。行牵引复位，重新对齐距骨头骨折块和距骨体骨折块。如果达到解剖复位，可按Ⅰ型骨折处理。为了避免骨折再次发生移位，多数学者主张行切开复位内固定。通常采用内侧切口，有时需用附加外侧切口。内固定材料可选择 3.5mm 的拉力螺钉，从前向后通过距骨颈远端或距骨头（埋头）置入螺钉。也可选用 2.0mm 或 2.4mm 系统钢板，塑形后贴附于距骨颈内侧面或外侧面。

Hawkins Ⅲ型骨折：治疗与Ⅱ型相似。但其软组织问题更常见，治疗结果也普遍较差。手法复位很难获得满意的复位，因此切开复位内固定更适合。

Hawkins Ⅳ型骨折：非常罕见。治疗原则参见Ⅱ型骨折。

（二）距骨体骨折的治疗计划

距骨体骨折的治疗目标是恢复关节的对合关系，防止距骨缺血坏死。

1.非手术治疗　常用于无移位的距骨体骨折。常用膝下无负重支具固定 6～8 周，直到临床或放射影像学有骨折愈合的迹象。对于有移位的距骨体骨折，应尝试在急诊科即行闭合复位，若复位失败，则需急诊行切开复位，以减少骨折块对软组织和血管神经的压迫损伤。

2.手术治疗　大多数距骨体骨折均存在移位，需手术治疗以恢复胫距关节和距下关节的解剖学结构，从而达到早期活动关节的目的。应根据骨折分型仔细分析并选择手术入路。简单骨折的处理可能只需要单一的前外侧入路、前内侧入路、后外侧入路或后内侧入路即可。但复杂骨折可能需要两个手术入路。前内侧、前外侧联合入路可以充分显露胫距关节和距下关节，以便进行骨折复位。

四、手术操作与技巧

（一）距骨颈骨折

1.麻醉：一般用硬膜外阻滞或腰部麻醉。

2.体位：仰卧位。大腿上段绑气囊止血带。

3.切口：对于 Hawkins Ⅰ、Ⅱ型骨折，可采用踝关节前侧正中切口，也可采用距骨前内或外侧切口，骨折复杂时，亦可选用内外侧联合切口复位（图 11-4）。

4.踝关节前侧入路位于踝关节正前方，于姆长伸肌腱及趾长伸肌腱之间显露距骨颈，此入路适合于无明显移位或移位很小的距骨颈骨折。自头部软骨近端内侧钻入空芯钉导针，穿过颈部骨折线，斜向后外入距骨体部，透视见位置满意后，空芯钻钻孔，用 1 枚空芯拉力螺钉固定。

标准的距骨内侧切口起自舟骨结节，沿距骨向后上方走行，分离大隐静脉，可将其向内侧牵开，切开伸肌支持带，沿胫前、后肌腱中间分离，锐性切开关节囊，可充分显露距骨颈。不要过分剥离距骨周围软组织，清理骨折端嵌插的软组织。如骨折能解剖复位，用巾钳钳夹复位的骨折端，自头部软骨近端内侧钻入空芯钉导针，穿过颈部骨折线，斜向后外入距骨体部，透视见位置满意后，空芯钻钻孔，用一枚空芯拉力螺钉固定。

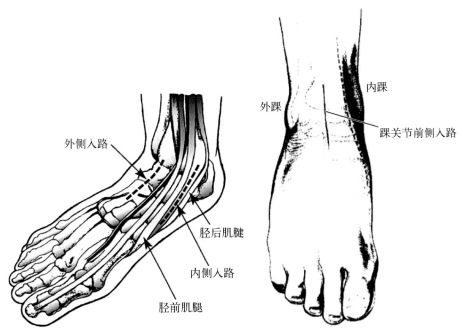

图 11-4　距骨内外侧手术入路及踝关节前侧手术入路

如为粉碎性骨折，单一内侧切口难以解剖复位，可在距骨颈外侧增加一小切口，直视下复位骨折端，以确保解剖复位。距骨外侧切口起自踝关节远端，沿足的纵轴向远端切开，切口远端靠近跗骨窦，与第 4 跖骨干呈一直线。切开伸肌支持带，把神经血管束肌及伸趾肌腱牵向内侧。与切口一致的方向切开踝关节囊，距骨由此得以显露，可以帮助复位，亦可观察距下关节以清理关节碎块。对于骨折端粉碎的病例，可选用钢板固定以防止距骨颈塌陷。钢板固定相比螺钉固定能够更稳定地维持复位，保持复位、保持力线。可选用 2.0mm 或 2.4mm 系统钢板，塑形后贴附于距骨颈内侧面或外侧面。对于压缩比较明显的骨折，可取自体骨或异体骨植骨以保证骨量充足。

5. 彻底止血冲洗后缝合，可放置引流片引流，24 ～ 48h 后取出。

6. 术后处理：术后 12 周内，患肢避免负重，可主动进行踝关节和距下关节的活动。根据影像学检查提示骨折有愈合征象后，方可部分负重并逐渐完全负重。

（二）距骨体骨折

1. 麻醉：一般用硬膜外阻滞或腰部麻醉。

2. 体位：仰卧位。大腿上段绑气囊止血带。

3. 采用前内侧入路和前外侧入路时，可结合内外踝截骨来显露距骨。由于距骨体骨折致伤能量巨大，通常合并踝关节周围骨折，亦可通过相应的骨折部位来显露距骨。内踝截骨位于内踝上，用电刀在内踝上做倒 "V" 形的标记，尖端朝向近端。钻孔并预攻螺纹，用薄摆锯锯下内踝后向下翻转，充分显露距骨体后，复位骨折块，使用无头加压钉固定距骨体，透视以确保内固定物位于距骨体内，而没有进入距下关节和踝关节内。骨折复位好后，将内踝截骨块复位，并用 2 枚平行的拉力螺钉于预攻螺孔固定。极少数情况下可选用外踝截骨来显露距骨体。用薄摆锯将远端腓骨从近端外侧到远端内侧做斜行截骨，从胫骨穹窿上 2 ～ 3cm 处开始至穹窿近端。截骨后锐性分离下胫腓联合的远端与距腓前韧带，翻转腓骨远端。距骨体切开复位固定后，腓骨远端解剖复位。用外踝钢板固定，最后修复胫腓前韧带和距腓前韧带。

4. 彻底止血冲洗后缝合，可放置引流片引流，24 ～ 48h 后取出。

5. 术后处理同距骨颈骨折。

五、常见并发症

（一）皮肤坏死及感染

背侧皮肤坏死和感染发生的风险特别高。骨

折延迟复位导致皮肤受压，加重局部缺血。未复位的距骨会压迫足背处薄弱的皮肤组织，进而导致皮肤受压坏死。因此，当患者进入急诊室就诊时，就应立即采取各种方法解除对皮肤的压迫，但如果皮肤坏死已经出现，治疗方法需根据具体情况而制订。在这种情况下，应先固定骨折，因为骨折处的持续活动只会继续加剧软组织的损伤。受损的皮肤经常发展为坏死。此时扩大清创和临时覆盖是必要的。一般 5 ～ 7d，一旦确认伤口清洁，应采用适当的方法覆盖。部分伤口可能仅需要薄层皮植皮，而更多的伤口需要游离筋膜皮瓣治疗。患者具有下列典型的一个或更多的症状和体征：发热、寒战、精神不振、蜂窝织炎、伤口有分泌物，或按压肿胀时极度疼痛。如果发生骨髓炎，距骨骨折则很难愈合。当联合发生骨不连、距骨体缺血性坏死（avascular necrosis，AVN）和骨髓炎时，几乎不可能治疗成功。当患者出现急性感染时，应当清创，使用敏感的抗生素治疗 6 ～ 8 周，并注意休息且需用软组织覆盖清创后的骨外露创面。一旦发生严重骨髓炎时（通过联合应用组织培养、红细胞沉降率、C 反应蛋白、骨扫描等方法诊断），应行保肢（距骨大部或全部切除）治疗或者行融合术。应当告知患者感染可能无法根除，并且当败血症发展到不可控的阶段时，可能需要截肢手术来拯救患肢或患者生命。

（二）延迟愈合及不愈合

1. 延迟愈合　大于 6 个月以后的骨折愈合。其发生率约为 10%。继发于距骨稀少的血供且血管重建缓慢。

2. 不愈合　完全不愈合很罕见，有报道不愈合的发生率约为 4%，即行内固定可以减少延迟愈合及不愈合的发生率。骨折超过 1 年仍不愈合的，应行切开复位植骨内固定。

目前尚没有详细的指南来指导治疗这些并发症，处理的方法仅是针对具体的损伤及其相关并发症如 AVN、关节炎或感染。

（三）畸形愈合

内翻畸形是最常见的畸形，通常发生于闭合复位且未使用内固定的情况下。这种畸形最终导致距下关节退行性关节炎。临床上，患者表现为

距下关节活动度下降，依靠足的外侧缘站立。切开复位内固定可降低内翻畸形的风险。另外，由于内侧切口限制了整体的观察，手术采用此切口将增加发生内翻的风险。

（四）创伤性关节炎

创伤性关节炎发生于距下关节（50%）、胫距关节（33%）或两个关节均受累（25%）。起因于受伤时关节受损，后期骨坏死伴随部分塌陷、畸形愈合或制动时间过长导致的纤维化。鉴别哪个关节受累需行封闭治疗。非手术治疗通常对骨性关节炎有效，如效果欠佳，则需行关节融合术。

（五）距骨坏死

对于 Hawkins Ⅰ 型骨折，骨坏死率为 13%。Hawkins Ⅱ 型骨折，骨坏死率为 20% ～ 50%。而对于 Hawkins Ⅲ 型及Ⅳ型骨折，距骨坏死的概率几乎为 100%。如果伤后 6 ～ 8 周的 X 线片上可见 Hawkins 征，说明距骨体血管再生和骨质萎缩。Hawkins 征表现为前后位 X 线片上距骨穹窿顶软骨下的透亮带，存在 Hawkins 征表明不会发生距骨坏死，缺失也不能肯定一定会发生距骨坏死。部分记录显示，尽管发生坏死，只要避免骨质塌陷，骨折仍愈合良好。可使用免负重支具，直到距骨血管重建完成，一般需要时间长达 36 个月。迟发的骨质部分塌陷处理起来很困难，治疗可选择胫跟融合、Blair 融合和改良 Blair 融合。

六、典型病例与专家点评

[病例 1]　黄某，男，11 岁，外伤致左距骨颈骨折（Hawkins Ⅱ 型）。距骨颈 Hawkins Ⅱ 型骨折，透视下监视复位，选择踝关节前侧正中小切口，暴露前距关节面，从前向后打入空芯拉力螺钉对骨折进行闭合复位内固定，对拉力螺钉头行埋头处理，避免对距舟关节的侵扰（图 11-5）。术后石膏托辅助固定。

★专家点评：距骨颈 Hawkins Ⅱ 型骨折有条件时宜行急诊手法复位，通常可恢复解剖对位。为了避免骨折再次移位和便于早期活动，宜切开内固定。

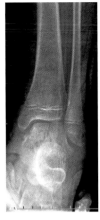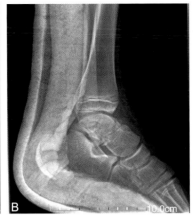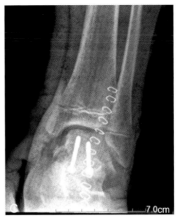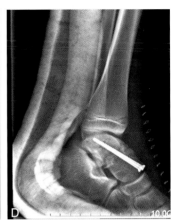

图 11-5　病例 1 术前、术后踝关节正侧位 X 线片

A、B. 术前正侧位片；C、D. 术后正侧位片

[病例 2]　张某，男，25 岁，车祸致左距骨颈骨折（Hawkins Ⅲ型）。距骨颈 Hawkins Ⅲ型骨折，该病例患肢软组织严重肿胀，一期行闭合复位外固定支架固定，待肿胀消退，二期行切开复位内固定术，取距骨内、外侧双切口，显露距骨颈部的内侧面及外侧面，精确复位后，选用 2.0mm 系统钢板 2 块，塑形贴附于距骨颈的内、外侧面（图 11-6 ～图 11-9）。

★专家点评：距骨颈 Hawkins Ⅲ型骨折，通常为高能量损伤导致，伴有严重的软组织损伤，早期治疗要尊重软组织，而不只关注骨折。该病例急诊行闭合复位外固定，有利于消肿和维持肢体的长度力线，为后期行切开复位内固定创造良好的软组织条件。该病例采用双切口显露骨折，选用小钢板塑形后置于距骨颈的内外侧，复位固定良好。

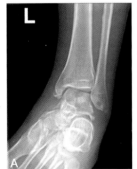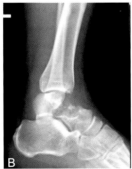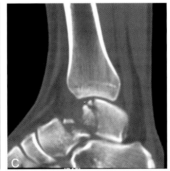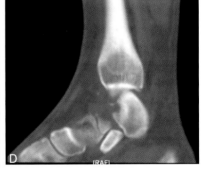

图 11-6　病例 2 踝关节术前影像

A、B. 术前 X 线正侧位片；C、D. 术前 CT 矢状位片，提示颈部粉碎性骨折，距下关节半脱位

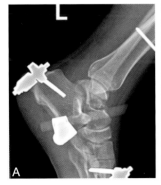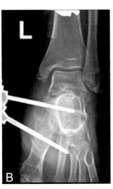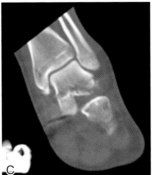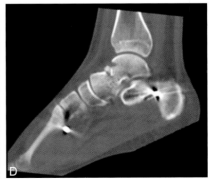

图 11-7　病例 2 一期手术闭合复位外固定术后

A. 术后 X 线侧位片；B. 术后 X 线正位片；C. 术后 CT 冠状位；D. 术后 CT 矢状位，显示距下关节已复位

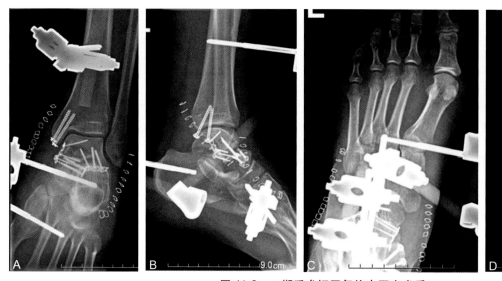

图 11-8　二期手术切开复位内固定术后
A. 踝关节正位；B. 踝关节侧位；C. 足正位；D. 足斜位

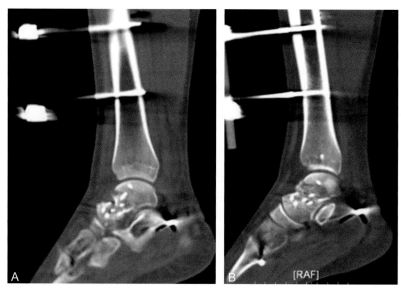

图 11-9　切开复位内固定术后 CT
术后 CT 扫描显示骨折已解剖复位

[病例 3]　赵某，男，36 岁，车祸致左距骨体骨折（剪切性骨折Ⅰ型，冠状面）。距骨体剪切性骨折Ⅰ型，骨折移位明显。手术采取距骨外侧切口及踝关节正中切口，显露距骨外侧面及距骨头，对骨折进行解剖复位，选取 2.0mm 系统钢板，塑形后置于距骨外侧面，再用空芯拉力螺钉于距骨头从前向后打入固定骨折。骨折解剖复位（图 11-10 ～图 11-12）。

★专家点评：距骨体剪切性骨折Ⅰ型，骨折通常都存在移位，需手术恢复解剖对位。该病例采取双切口，复位后利用钢板及拉力螺钉对骨折进行坚强固定。

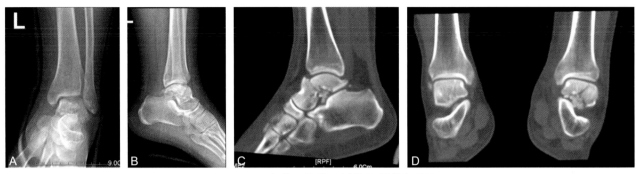

图 11-10　术前踝关节正侧位 X 线片和 CT

A、B. 术前 X 线正侧位片；C. 术前 CT 矢状位；D. 术前 CT 冠状位

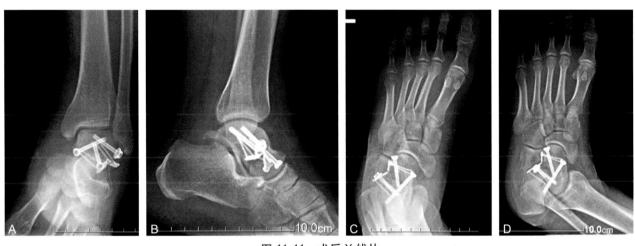

图 11-11　术后 X 线片

A. 踝关节正位；B. 踝关节侧位；C. 足部正位；D. 足部斜位

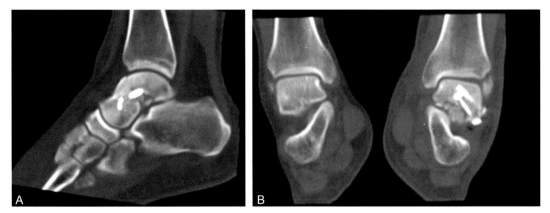

图 11-12　术后 CT

A. 矢状位；B. 冠状位

[病例 4]　吴某，男，37 岁，车祸致右距骨体骨折合并右内踝骨折（剪切性骨折 I 型，矢状面）。距骨体剪切性骨折 I 型，骨折移位明显（图 11-13）。手术采用距骨外侧切口及踝关节正中切口，利用空心拉力螺钉对骨折进行加压固定，

骨折解剖复位（图 11-14）。

★专家点评：距骨体剪切性骨折 I 型，骨折通常移位明显，需直视下复位骨折块。该病例采用距骨外侧切口联合踝关节正中切口对骨折进行复位固定，复位固定满意。

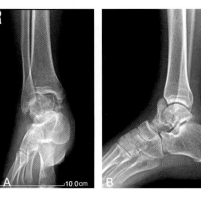
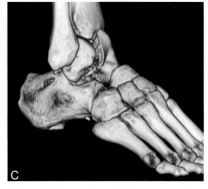
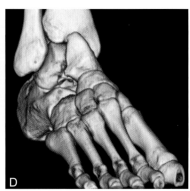

图 11-13　术前踝关节正侧位 X 线片、CT 三维重建

A. 正位；B. 侧位；C、D. CT 三维重建

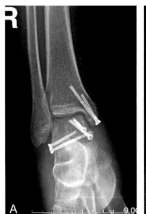
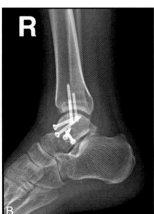
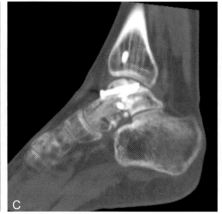
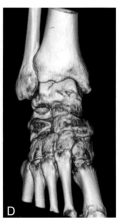

图 11-14　术后踝关节正侧位 X 线片、CT 平扫及三维重建

A. 正位；B. 侧位；C. CT 矢状线；D. 三维重建

[病例 5]　王某，男，20 岁，车祸致左距骨体骨折（剪切性骨折 Ⅱ 型，水平面）。距骨体剪切性骨折 Ⅱ 型，骨折移位明显，伴有严重的软组织损伤（图 11-15）。急诊行手法闭合复位，外固定支架固定。待肿胀消退后，二期行切开复位内固定术。选取距骨前内侧切口，显露距骨内侧，利

用空芯拉力螺钉对骨折进行加压固定（图 11-16 ～图 11-18）。

★专家点评：距骨体剪切骨折 Ⅱ 型多为高能量损伤导致，软组织损伤严重，分期手术有利于减少手术并发症。

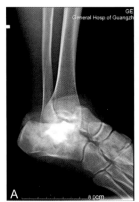
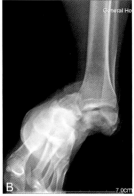
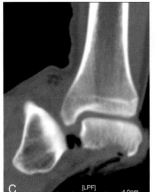
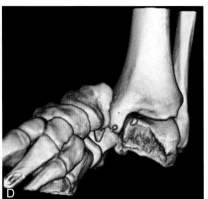

图 11-15　术前踝关节正侧位 X 线片、CT 平扫及三维重建

A. 侧位；B. 正位；C. 术前 CT 冠状位、D. 术前 CT 三维重建，显示距骨水平面骨折，骨折以远向外侧移位

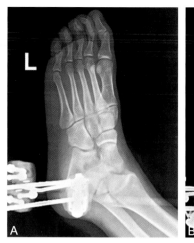
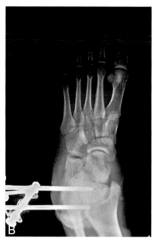
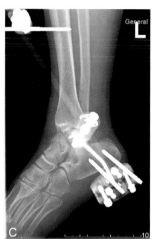
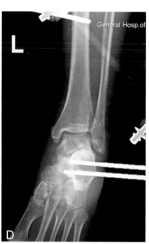

图 11-16　闭合复位外固定术后

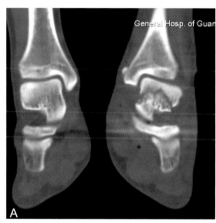
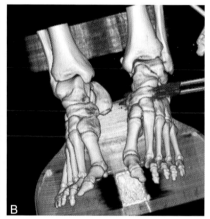

图 11-17　闭合复位外固定术后踝关节 CT 平扫及三维重建

A、B. 术后 CT 显示距骨骨折已基本复位

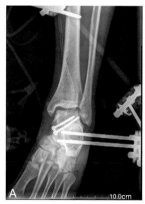
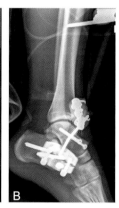
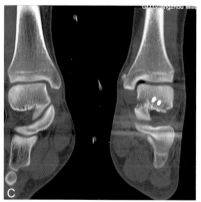
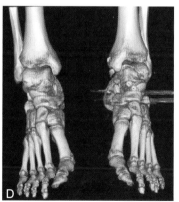

图 11-18　切开复位内固定术后踝关节正侧位 X 线片、CT 平扫及三维重建

[病例 6]　蔡某，男，28 岁，外伤致左距骨体粉碎性骨折。采用距骨内、外侧切口显露，用螺钉对骨折进行加压固定（图 11-19、图 11-20）。

★专家点评：距骨体粉碎性骨折，多数存在移位和塌陷。该病例距骨体粉碎，但无明显移位及塌陷，故采用距骨内、外侧双切口保证复位精确，用拉力螺钉对骨折进行加压固定。但在骨折片碎小、量多时，加压可能引起复位丢失，应适时应用位置螺钉技术。

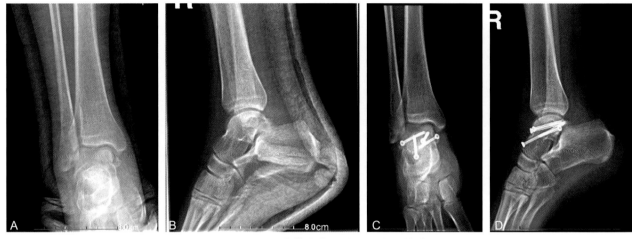

图 11-19　踝关节术前、后正侧位 X 线片

A、B. 术前；C、D. 术后

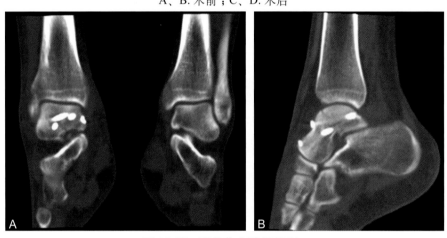

图 11-20　踝关节术后 CT 平扫

（郭晓泽　李宝丰　林奕昊）

参 考 文 献

Boyd H B, Knight R A. 1942. Frature of the astragalus[J]. Souh Med J, 35: 160-167.

Canale S T, Kelly F B.1978. Frature of the neck of the talus. Long-term evaluation of seventry-one cases[J]. J Bone Joint Surg Am, 60(2): 143-156.

Coltart W D. 1952. Aviator's astragalus[J]. J Bone Joint Surg Br, 34-B(4): 545-566.

Dunn A R, Jacobs B, Campbell R D Jr. 1966. Fracture of the talus[J]. J Trauma, 6(4): 443-468.

Grogan D P, Walling A K, Orgden J A. 1990. Anatomy of the os trigonum[J]. J Pediatr Orthop, 10(5): 618-622.

Haliburton R A, Sullivan C R, Kelly P J, et al. 1958. The extra-osseous and intra-osseous blood supply of the talus[J]. J Bone Joint Surg Am, 40-A(5): 1115-1120.

Hansen S T. 1989. Overview of the severely traumatized lower limb. Reconstruction versus amputation[J]. Clin Orthop Relat Res, (243): 17-19.

Hawkins L G. 1970. Fractures of the neck of the talus[J]. J Bone Joint Surg Am, 52(5): 991-1002.

Kelly P J, Sullivan C R. 1963. Blood supply of the talus[J]. Clin Orthop Relat Res, 30: 37-44.

Lindvall E, Haidukewych G, DiPasquale T, et al. 2004. Open reduction and stable fixation of isolated, displaced talar neck and body fractures[J]. J Bone Joint Surg Am, 86(10): 2229-2234.

Lorentzen J E, Christensen S B, Krogsoe O, et al. 1977. Fractures of the neck of the talus[J]. Acta Orthop Scand, 48(1): 115-120.

Mulfinger G L, Trueta J. 1970. The blood supply of the talus[J]. J Bone Joint Surg Br. 52(1): 160-167.

Peterson L, Goldie I F, Irstam L. 1977. Fracture of the neck of the talus. A clinical study[J]. Acta Orthop Scand, 48(6):

696-706.

Sarrafian S . 1983. Anatomy of the the foot and ankle[M]. Philadelphia: Lippincott.

Sarrafian S K. 1993. Biomechanics of the subtalar joint complex[J]. Clin Orthop Relat Res, (290): 17- 26.

Tezval M, Dumont C, Sturmer K M .2007. Prognostic reliability of the Hawkins sign in fractures of the talus[J]. J Orthop Trauma, 21(8): 538-543.

Vallier H A, Nork S E, Barei D P, et al. 2004. Talus neck fracture: results and outcomes[J]. J Bone Joint Surg Am, 86(8): 1616-1624.

Vallier H A, Nork S E, Benirschke S K, et al. 2003. Surgical treatment of talar body fracture[J]. J Bone Joint Surg Am, 85(9): 1716-1724.

第12章

跟骨骨折

一、解剖学特点

跟骨是足部最大的一块骨。其形态不规则，上方有三个关节面，分别是前距、中距、后距关节面，与距骨的前跟、中跟、后跟关节面相关节并组成距下关节。跟骨前方呈鞍状，与骰骨相关节。中与后距关节间有一向外侧开口的较宽的沟，称为跗骨窦。跟骨的另一关节面为内侧面，其骨面呈弧形凹陷，中 1/3 有一扁平凸起，为载距突。其皮质厚且坚硬，上有三角韧带、弹簧韧带附着。

二、影像学评估与骨折分型

（一）跟骨侧位和轴位 X 线片

跟骨侧位和轴位 X 线片作为常规检查，可以了解跟骨骨折的部位、类型。可在跟骨侧位 X 线片上看到两个角的改变。跟骨结节关节角（Böhler角），正常为 25°～40°，是跟骨后距关节面最高点分别向跟骨结节和前突最高点连线所形成的夹角。此角缩小意味着承重的跟骨后距关节面塌陷。跟骨交叉角（Gissane 角），由跟骨外侧沟底

向前结节最高点连线与后距关节面的夹角，正常为 120°～145°（图 12-1）。

此外，还可行不同角度的跟骨 Broden 位片，能更清楚地显示跟骨后距关节面骨折情况。

（二）跟骨 CT 及三维重建

跟骨 CT 及三维重建可以更好地了解跟骨关节面受损情况，可以根据不同方向的重建了解更为详细的骨折信息。

（三）骨折分型

根据距下关节是否受累，大致分为关节内骨折和关节外骨折。关节外骨折大致可分为跟骨结节骨折、跟骨前结节骨折、载距突骨折、跟骨体骨折。

关节内骨折，根据 X 线表现，有经典的 Essex-Lopresti 分类，将关节内骨折分为舌型和关节塌陷型两大类。

CT 能更准确显示关节面损伤情况，现在较常见的是 Sanders 分型（图 12-2）。该分型基于冠状面 CT 扫描，将跟骨后距关节面自外向内用 A、B、C 三条线作四等分，依照移位（≥2mm）骨折的

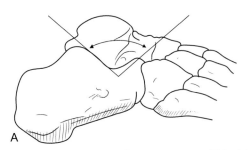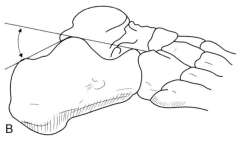

图 12-1　跟骨 Böhler 角和 Gissane 角

A. Gissane 角；B. Böhler 角

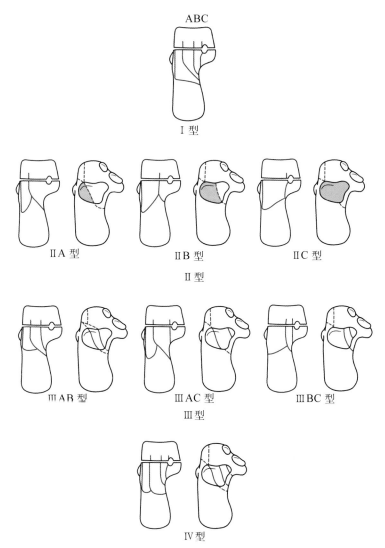

图 12-2　Sanders 分型

数量和位置，将关节内骨折分为四型。

Ⅰ型：无移位骨折（≤ 2mm）。

Ⅱ型：1 个移位骨折，有 1 条骨折线和 2 个骨折块。依骨折线位置分为ⅡA、ⅡB、ⅡC 型。

Ⅲ型：2 个移位骨折，有 2 条骨折线和 3 个骨折块。依骨折线位置分为ⅢAB、ⅢAC、ⅢBC 型。

Ⅳ型：3 个及以上移位骨折，有 3 条骨折线和 4 个骨折块或为粉碎性骨折。

三、术 前 计 划

跟骨骨折有非手术治疗和手术治疗。一般认为非手术治疗的适应证有：

（1）无移位或较小移位的关节外骨折。

（2）前结节骨折：累及跟骰关节面小于 25%。

（3）患有严重的外周血管疾病、2 型糖尿病、服用药物不允许手术或因其他疾病已不能行走的老年患者。

（4）非手术治疗的相对禁忌证：累及后距关节面的跟骨关节内骨折；前结节骨折，累及跟骰关节面大于 25%；移位的跟骨结节骨折；跟骨的骨折脱位；跟骨开放性骨折。

采取非手术治疗的患者早期应先用夹板控制水肿，同时注意抬高患肢、休息、冰敷及使用非甾体抗炎药。继而用石膏将踝关节固定于中立位，防止马蹄足。伤后应尽早开始踝关节和距下关节的功能练习，患肢禁止负重 10 ～ 12 周，直至放射学检查示骨折愈合。

手术治疗的方法：有多种，最常用的是经外侧扩展入路的切开复位内固定术和经皮或微创切开复位内固定术。所有手术患者术前均应行跟骨侧位和轴位 X 线片、CT 扫描和必要的化验检查及辅助检查，以更好地判断骨折块的位置和移位程度，了解患者身体情况，做好术前计划。

手术治疗的目标：①恢复跟骨后距关节面；②重建跟骨高度（Böhler 角）；③恢复跟骨宽度；④松解外踝下间隙，解除腓骨长短肌压力；⑤恢复跟骨结节于外翻位；⑥跟骰关节若损伤应该复位跟骰关节。

四、手术操作与技巧

（一）外侧扩展入路切开复位内固定

单侧跟骨骨折患者一般采取侧卧位，双侧跟骨骨折患者采取俯卧位。

切口起自外踝尖上约 2cm，沿跟腱外侧走行，与跟骨足底垂直。之后垂直拐至足底，沿跟骨外侧壁，与足底平行走行至第 5 跖骨基底处。腓肠神经可能跨过切口的近端或远端，注意保护（图 12-3）。

沿外侧壁做骨膜下剥离，将皮瓣轻柔牵开，显露整个跟骨外侧壁至跟骰关节，注意不要损伤腓骨肌腱。用 1 枚克氏针径向穿入腓骨，1 枚克氏针穿入距骨，1 枚克氏针穿入骰骨，将 3 根克氏针折弯翻开皮瓣。外侧壁阻挡了对后关节面的直接观察，将其翻开或取出保存，以备回植（图 12-4）。

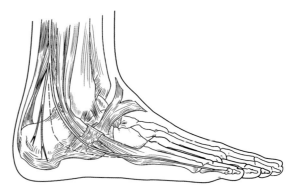

图 12-3　外侧扩展入路切口，注意伴行有腓肠神经

如有前突骨折应先复位，可以更好地显露包括载距突在内的跟骨内侧部分。在跟骨结节处由外向内或后向前钻入带螺纹的斯氏针，将跟骨结节复位于载距突骨折块上，以纠正足内翻，恢复跟骨长度和高度。沿跟骨纵轴打入克氏针临时固定。

处理后距关节面的压缩，将骨折块复位于内侧突上。术中透视，确保复位满意。如有较大骨缺损，可用骨移植物填充，也可不处理。

复位外侧壁并用外侧钢板固定。最好将钢板上的螺钉向载距突骨折块内打入，获得最大程度的固定。

（二）经跗骨窦入路切开复位内固定

跗骨窦入路，也称为有限外侧入路。该入路可以避免一部分外侧扩展入路的并发症，可直视后距关节面和跟骰关节面。但该入路对跟骨外侧壁减压较为困难，也可联合内侧入路进行复位。

切口起自腓骨尖，止于第 4 跖骨基底部。切

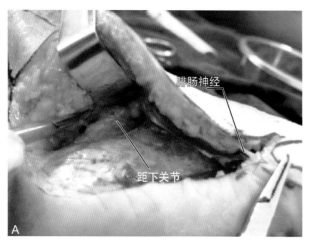
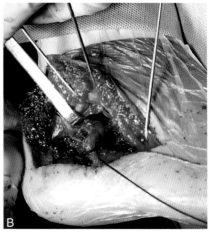

腓肠神经

距下关节

图 12-4　A. 骨膜下剥离显露跟骨外侧壁；B. 克氏针牵开皮瓣，翻开外侧壁折片，显露距下关节

口后方为跟骨后距关节面和腓肠神经，该入路可以直接显露距下关节及跟骰关节。

（三）闭合复位经皮或微创固定

经皮或微创固定一般适用于无移位或关节外Sanders ⅡC 型骨折，因其不能准确固定距下关节面，因此不适用于较严重的跟骨骨折，特别是Sanders Ⅲ型、Ⅳ型骨折，也不适用于关节面塌陷严重的Ⅱ型骨折。但该技术能有效减少切口并发症，具体操作如下。

1. 侧卧位，患肢上止血带。

2. 用斯氏针从后向前穿入跟骨结节，撬拨复位（图 12-5）。

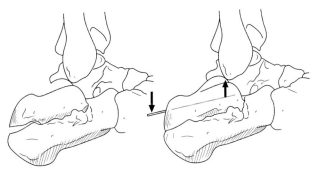

图 12-5　A.跟骨骨折，后结节抬起，后距下关节塌陷；B.斯氏针撬拨复位

3. 可在透视引导下，经外侧一小切口抬举跟骨后距关节面。

4. 骨折复位后用克氏针临时固定。

5. 依骨折线位置，可经皮由后向前，用全螺纹或拉力螺钉或钢针平行或交叉固定，可由外向内拧入螺钉将关节面固定在载距突上。

五、常见并发症

（一）切口裂开，感染

最常见的并发症是伤口裂开，常首先在伤口转角处裂开。其危险因素包括吸烟、糖尿病、开放性骨折、体重指数偏高、伤口单层缝合等。伤口如果感染则应每日外科清创，并给予敏感抗生素。如果感染局限在浅表，内固定应予以保留，如果出现骨髓炎，则须撤出所有内置物，同时清理坏死组织和被感染的骨组织。

（二）复位不良及跟骨骨折畸形愈合

若跟骨骨折初期行非手术治疗或骨折复位不良，则会出现跟骨骨折畸形愈合。畸形愈合会引起距下关节炎或跟骰关节炎，因跟骨外侧壁肿胀造成腓骨长短肌嵌压、脱位或半脱位；跟骨高度丢失，引起距骨背屈，进而导致前踝撞击或踝关节背屈丢失；后足序列紊乱，引起步态改变。畸形愈合的患者往往需要进一步行手术治疗，包括跟骨重建和距下关节融合术。

（三）腓肠神经和腓骨肌腱损伤

行外侧扩展入路手术的患者，腓肠神经的损伤较为常见。损伤程度与神经受牵拉的程度有关。临床上，在神经受累区域，患者可能会出现感觉部分丧失或完全丧失，会有足背神经支配区的感觉麻木，一般考虑非手术治疗。如果有疼痛性的神经瘤，可考虑行神经瘤切除术。

行非手术治疗的患者，有可能会发生腓骨肌腱炎和狭窄症。这往往因为跟骨外侧壁移位脱出于腓侧、压迫腓骨的远端使肌腱移位而引起。手术治疗的患者也可能会出现肌腱的粘连和瘢痕化。如果患者出现症状，需要行肌腱粘连松解术。

（四）距下关节炎和跟骰关节炎

如果切开复位后距关节面不充分，或螺钉突出于关节，或关节软骨广泛损坏，患者会迅速出现距下关节的剧烈疼痛，即发生距下关节炎。跟骰关节炎的发生常是因为前外侧骨折没有充分复位。对此类患者可先行非手术治疗如配穿矫形鞋，并用镇痛药物控制疼痛。如果上述措施均失败，可行距下关节融合术或跟骰关节融合术。

（五）足后跟垫疼痛和踝关节疼痛

慢性的足后跟垫疼痛可能是因为损伤了足后跟特有的软组织结构。表现为足跟部显著的慢性疼痛，足跟垫变薄、变软、活动性增加，有明显的叩击痛和触压痛。对于足后跟垫疼痛尚无有效治疗方法。

跟骨骨折后，部分患者出现踝关节疼痛。因为距下关节与踝关节是有关联的。当跟骨骨折导致距下关节僵硬时，其内外翻受影响，从而使踝关节代偿部分运动，而踝关节本身并不适应这类运动，造成踝关节内外侧软骨、软组织的慢性损伤，引起疼痛。一般采用药物控制此类疼痛。

六、典型病例与专家点评

[病例 1]　患者，男，27 岁，3m 高处跳下致双侧跟骨关节外骨折，后结节内翻移位。行俯卧位经皮内固定，手法复位并透视检查，经皮拧入变径空芯钉（图 12-6）。

[病例 2]　患者，男，35 岁，高处坠落致左跟骨载距突并后结节内侧骨折移位，结皮手法复位并透视引导，经皮拧入空芯钉固定（图 12-7）。

★专家点评：经皮置钉较开放手术发生软组织并发症的风险相对小，无须等待完全消肿，在伤后早期即可手术，便于复位。需要良好的透视保证置钉安全。

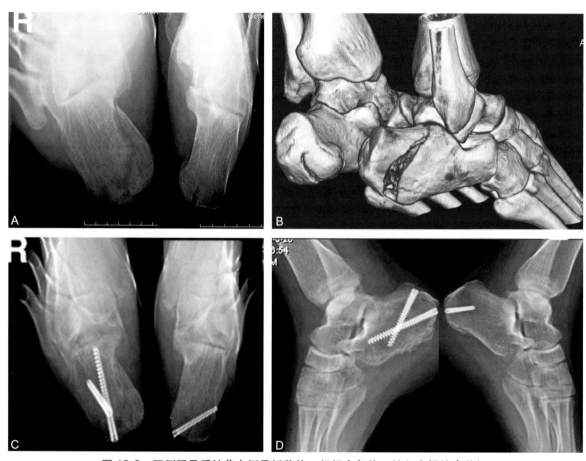

图 12-6　双侧跟骨后结节内侧骨折移位，行闭合复位，拧入全螺纹空芯钉
A. X 线轴位；B. CT 三维重建后外侧观；C. 术后 CT 轴位；D. 术后 CT 侧位

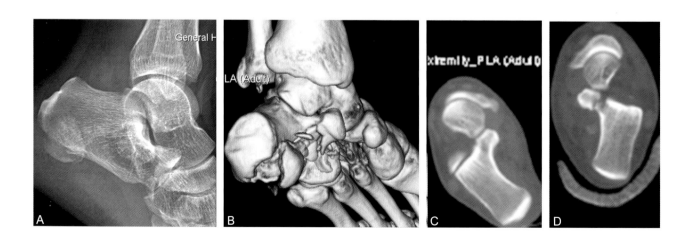

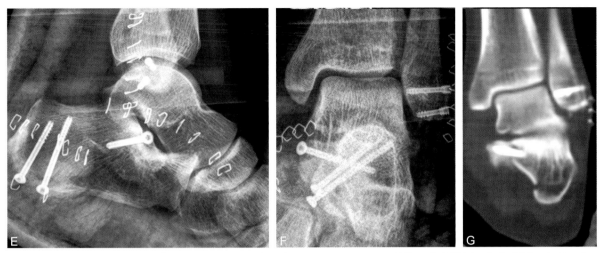

图 12-7　A. 跟骨侧位 X 线示后结节移位；B. 三维重建后内侧观；C、D. CT 冠状位，C 为健侧，D 为患侧，示 Sanders Ⅱ C 型骨折；E ～ F. 透视引导下经皮空芯钉内固定术后，E 为踝关节侧位，F 为正位；G. CT 冠状位示载距突复位

[病例 3]　患者，男，53 岁，因"摔伤致左足疼痛 4h"入院。行 X 线检查示左侧跟骨骨折，Sanders 分型为Ⅲ AB。行跗骨窦入路，跟骨切开复位内固定术（图 12-8）。

★专家点评：跗骨窦入路的皮肤与扩展入路比较一般相对松弛，可以更早地行切开手术，有利于复位；但其显露有限，对骨折的复位更多地依赖间接技术，适合于骨折相对简单、移位不严重的病例。

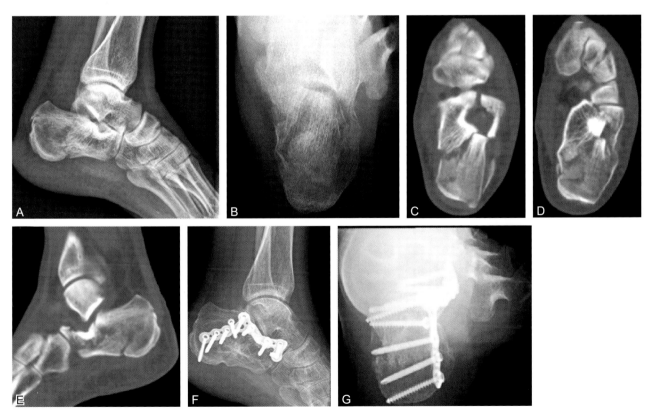

图 12-8　经跗骨窦入路，行跟骨切开复位内固定术

A．术前跟骨侧位 X 线，见后结节塌陷，Böhler 角变小；B. 跟骨轴位 X 线，见跟骨变宽，折线进入关节；C. 术前跟骨轴位 CT，见骨折为 Sanders Ⅲ AB；D. 折线进入跟骰关节；E. 术前跟骨矢状位 CT，跟骨关节面呈台阶样；F. 术后跟骨侧位 X 线，见后结节抬升，Böhler 角恢复；G：术后跟骨轴位 X 线见跟骨宽、高度恢复，载距突螺钉在位

[病例4] 患者王某，从三层楼高摔下致足跟骨粉碎骨折，Sanders 分型为Ⅳ型，并前结节骨折、跟骰关节半脱位（图 12-9），消肿治疗，伤后 14d 经外侧扩展入路切开复位内固定。

★专家点评：本例为 Sanders Ⅳ型骨折，后关节面碎裂严重，故选用扩展入路，能直视下复位关节面，术后影像显示跟骨结节角和跟骨宽度恢复良好。

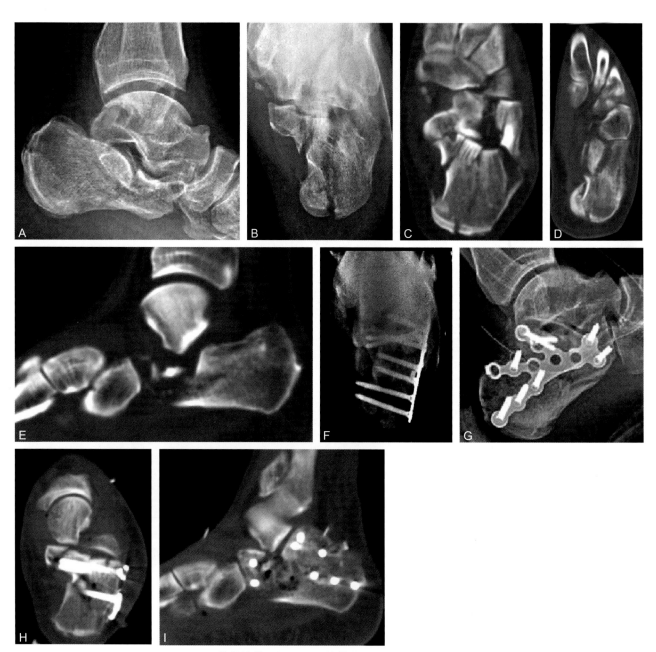

图 12-9 Sanders Ⅳ型并前结节骨折、跟骰关节半脱位，经外侧扩展入路切开复位内固定

A. 术前跟骨侧位 X 线见距下关节、前结节处双密度影；B. 轴位 X 线见多条骨折线进入关节；C. 轴位 CT 示后距下关节骨折为 Sanders Ⅳ型；D. 轴位 CT 见前结节骨折进入跟骰关节；E. 矢状位 CT 见距下关节内有软骨下骨碎片；F. 术后跟骨轴位 X 线；G. 术后跟骨侧位 X 线；H. 术后 CT 轴位；I. 术后 CT 矢状位，示跟骨形态基本恢复，距下关节基本平整

[**病例5**] 患者郑某，Sanders Ⅲ型开放骨折、前结节骨折，内侧软组织裂伤感染。外院清创术后第4天伤口渗脓，遂拆线换药，第14天转入，行分期手术，见图12-10～图12-12。

★专家点评：本例为开放骨折外院清创术后软组织浅层感染，转入后选用分期治疗，一期清创消除感染和坏死，二期有限切开复位、外固定并植皮，三期等创面愈合后，再经皮置钉加强固定。通过阶梯治疗，达到控制感染、积极复位、安全固定和早期功能活动。

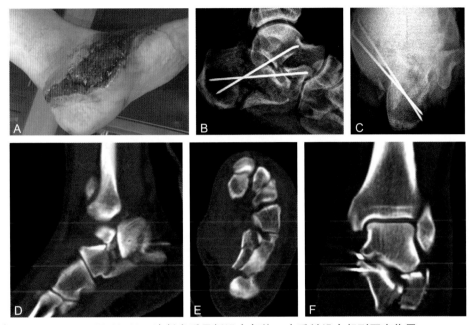

图 12-10　清创术后骨折没有复位，克氏针没有起到固定作用
A. 踝内侧大体观；B. X 线侧位；C. X 线轴位；D. CT 矢状位，显示跟骨后关节面下陷明显；E.CT 轴位，跟骰关节粉碎骨折；F.CT 冠状位，跟骨关节面粉碎骨折，内侧骨折块内翻

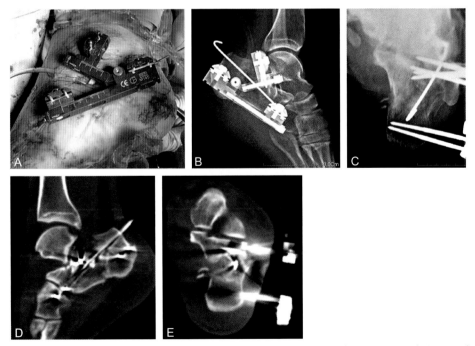

图 12-11　经再次清创和 VSD 引流，控制足踝内侧创面感染。从外侧跗骨窦做切口，切开复位，经皮外固定架和克氏针固定，内侧创面取全厚皮片移植
A. 踝关节外侧大体照；B. 跟骨侧位 X 线；C. 轴位 X 线；D. CT 矢状位，显示跟骨后关节面抬起，Böhler 角恢复；E. CT 轴位，外固定针维持后关节面平整

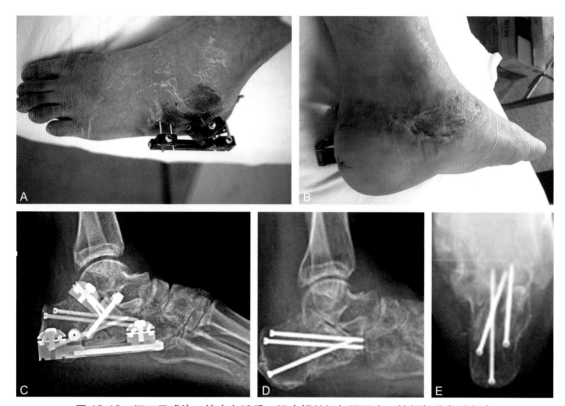

图 12-12　切口无感染、植皮存活后，经皮螺丝钉加强固定，扶拐部分负重行走

A. 足外侧大体观 ;B. 足内后侧大体观 ;C. 跟骨侧位 X 线 ; 伤后 4 个月，取出外固定，D 为侧位 X 线，E 为轴位 X 线

（王　非　姜矞恒　张轩轩）

参考文献

陈明，邓葵，曾晚辉，等 . 2017. 微创跗骨窦小切口手法复位内固定治疗 Sanders Ⅱ、Ⅲ型跟骨骨折 [J]. 中华外科杂志，55(3): 220-223.

陈雁西，施忠民，金丹，等 . 2013. 跟骨骨折术后三维形态学特征与踝 - 后足功能的相关性：一项多中心研究结果 [J]. 中华骨科杂志，33(4):291-297.

樊军，隆晓涛，罗意，等 . 2017. 切开复位内固定结合植骨治疗 Sanders Ⅲ、Ⅳ型跟骨骨折 [J]. 中华创伤杂志，33(11): 1022-1026.

高峰，李翔 . 方永祥，等 . 2015. 普通解剖钢板加植骨与锁定钢板治疗 Sanders Ⅱ、Ⅲ型跟骨骨折的疗效比较 [J]. 中华创伤骨科杂志，17(9): 791-795.

郭琰，周方，田耕，等 . 2015. 闭合复位微创接骨板内固定治疗跟骨骨折 [J]. 中华创伤骨科杂志，17(3): 238-242.

郭宗慧，庞清江，刘江涛，等 . 2013. 载距突螺钉内固定治疗 Sanders Ⅱ型跟骨骨折的生物力学研究 [J]. 中华骨科杂志，33(4): 331-335.

黄凯，张春，郭峭峰 . 2016. 腓动脉穿支蒂螺旋桨皮瓣治疗跟骨骨折术后感染创面 28 例 [J]. 中华显微外科杂志，39(1): 85-87.

贾建波，敖荣广，禹宝庆，等 . 2019. 微创"八"字切口入路在 Sanders Ⅱ、Ⅲ型跟骨骨折治疗中的应用 [J]. 中华创伤骨科杂志，21(10): 874-880.

罗长奇，方跃，屠重棋，等 . 2016. 闭合性跟骨骨折手术部位感染的危险因素分析 [J]. 中华创伤骨科杂志，18(12): 1096-1099 .

么贵军 . 2014. 跟骨骨折的生物力学研究进展 [J]. 中华创伤骨科杂志，16(9): 803-805.

梅晓龙，曾宪铁，舒衡生 . 2016. Ilizarov 技术与切开复位内固定治疗跟骨骨折的疗效比较 [J]. 中华骨科杂志，36(9): 528-533.

宋兵华，孙俊英，倪增良，等 . 2015. 影响移位关节内跟骨骨折手术疗效的因素 [J]. 中华创伤杂志，31(10): 941-946.

王海立，苏艳玲，杨宗西，等 . 2014. 2003 年至 2012 年河北医科大学第三医院成人跟骨骨折的流行病学分析 [J]. 中华创伤骨科杂志，16(5): 406-409.

王庆贤，孟庆汀，张英泽，等 . 2014. Gustilo Ⅱ、Ⅲ A 型开放性跟骨骨折的手术治疗 [J]. 中华创伤骨科杂志，16(6): 480-485.

王一民, 张晟, 王博炜, 等. 2013. 锁定钢板固定 Sanders Ⅳ 型跟骨骨折的有限元分析 [J]. 中华创伤骨科杂志, 15(3): 225-229.

温建强, 李逸群, 陈国涛, 等. 2014. 小切口结合手法整复克氏针内固定治疗 Sanders Ⅳ 型跟骨骨折 [J]. 中华创伤骨科杂志, 16(3): 271-273.

吴旻昊, 蔡林, 邓洲铭, 等. 2017. 跗骨窦入路治疗跟骨骨折的研究进展 [J]. 中华创伤骨科杂志, 19(3):272-276.

薛剑锋, 施忠民, 梅国华, 等. 2013. 合并内侧伤口开放性跟骨骨折的分阶段治疗 [J]. 中华创伤骨科杂志, 15(9): 747-751.

姚琦, 仇永辉, 祝孟海, 等. 2015. 跟骨骨折术后切口并发症的分析及预防策略 [J]. 中华创伤骨科杂志, 17(9): 757-760.

赵星, 赵猛, 关韶勇, 等. 2019. 闭合性跟骨骨折术后深部感染的危险因素 [J]. 中华创伤骨科杂志, 21(1): 28-33.

庄泽, 何波, 刘远高, 等. 2019. 跟骨骨折畸形愈合的手术治疗 [J]. 中华创伤骨科杂志, 21(10): 906-909.

第13章

中足骨折与脱位

一、解剖学特点

中足由足舟骨、骰骨和内、中、外三块楔骨组成，位于足的中部（图 13-1）。

楔骨和骰骨的前侧关节面大致在同一水平，并与前方跖骨的基底部形成跖跗关节（Lisfranc 关节）；足舟骨与骰骨的后侧关节面大致在同一水平，与后方的距、跟骨形成跗横关节（Chopart 关节）。

中足内部各骨块间形成多个微动关节，当发生中足外伤时，常同时合并多处骨折脱位。

第 1、2、3 跖骨的基底部分别与内侧、中间及外侧楔骨形成关节面，中间楔骨的远侧关节面比内侧和外侧楔骨稍短，形成一个凹陷，第 2 跖骨基底部嵌入其间。在冠状面上，第 1、2、3 跖骨基底的截面呈梯形，组成稳定的拱形结构，第 2 跖骨基底与中间楔骨位于最高点。

第 2~5 跖骨基底部之间均由比较坚强的跖间横韧带相连，但第 1、2 跖骨之间缺乏跖间横韧带，第 1、2 跖列的横向稳定由位于跖侧的连结内侧楔骨与第 2 跖骨基底部的斜行韧带维持，此韧带即 Lisfranc 韧带。Lisfranc 韧带为第 1、2 跖列之间唯一的横向连接韧带，所以形成了一个易于损伤的薄弱区（图 13-2）。

1986 年，Myerson 提出将 Lisfranc 关节分为三柱：内侧柱为第 1 跖骨基底与内侧楔骨之间，中间柱为第 2、3 跖骨底与中间、外侧楔骨，外侧柱为第 4、5 跖骨基底与骰骨前侧关节面。三柱之中，外侧柱的活动度比较大，而内侧柱和中间柱

的活动度较小（图 13-3）。

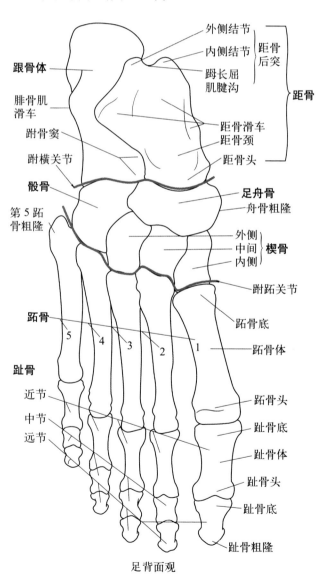

图 13-1　中足部骨结构示意图

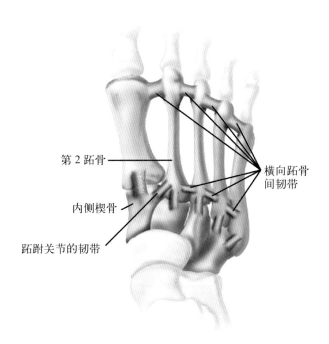

图 13-2　Lisfranc 韧带示意图

第 2 跖骨
内侧楔骨
跗跖关节的韧带
横向跖骨间韧带

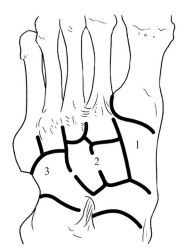

图 13-3　Myerson 提出的 Lisfranc 关节三柱示意图

足舟骨的血供方向为向心性，最主要的血供为来自足背动脉分支的跗内、外侧动脉。为防止术后出现足舟骨坏死并发症，术中应注意尽量减少足舟骨周围的剥离，以免破坏足舟骨的血供（图 13-4）。

二、影像学评估与骨折分型

（一）X 线片

对于中足部外伤的患者应行常规 X 线检查，拍摄位置除了足部正斜位以外，需要时可在适当镇痛后加摄足部负重位片、前足内收或外展应力

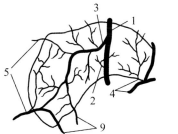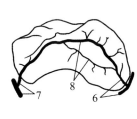

图 13-4　足舟骨的血供示意图

1. 足背动脉；2. 舟背支；3. 跗内侧动脉；4. 跗外侧动脉；5. 足底内侧动脉及浅支；6. 足底内侧动脉及深支；7. 跗外侧动脉及足底支；8. 舟骨跖侧动脉弓；9. 内踝前动脉吻合支

位片，以及健侧对照片（图 13-5）。

阅片时有以下几点应该注意：

1. 第 1 跖骨基底与内侧楔骨的外侧缘是否在同一条直线上。

2. 第 1、2 跖骨基底之间的间隙与内侧和中间楔状骨之间的间隙是否相等。

3. 内侧楔骨与第 2 跖骨基底之间是否存在小撕脱骨片。

4. 第 3 跖骨与外侧楔骨的外侧缘是否在同一直线上。

5. 第 4 跖骨与骰骨的内侧缘是否在同一直线上。

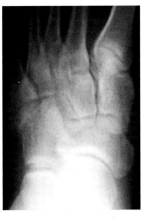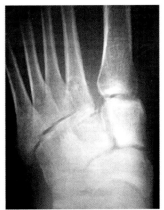

图 13-5　Lisfranc 关节脱位的 X 线片表现

（二）CT 扫描

CT 扫描越来越成为 Lisfranc 损伤的常规检查手段。CT 除了可以更好地明确损伤情况外，对于制订手术方案亦能起到重要的指导作用。

（三）损伤分型

目前最为常用的 Myerson 分型将损伤分为三型（图 13-6）。

A 型：5 块跖骨作为一个整体移位，因为移

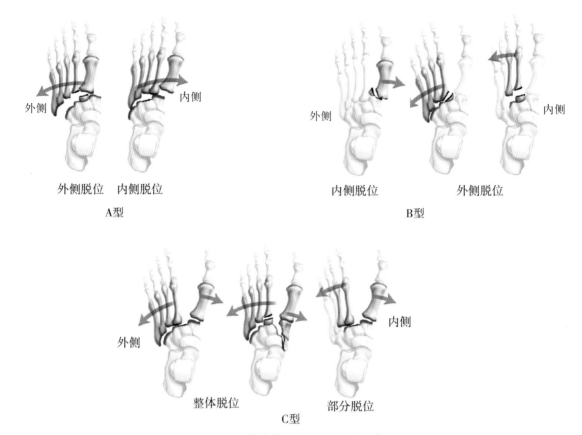

外侧　　内侧

外侧脱位　内侧脱位

A型

内侧脱位　　外侧脱位

B型

外侧　　内侧

整体脱位　　部分脱位

C型

图 13-6　Lisfranc 损伤的 Myerson 分型示意图

位方向一致，又被称为同侧型损伤。其可分为两个亚型，A_1 型为整体分离并向内侧移位，A_2 型为整体分离向外侧移位。

B 型：部分分离移位，有一个或多个跖跗关节仍然保持完整。B 型损伤也可分为两个亚型，B_1 型为部分分离并向内侧移位，B_2 型为部分分离向外侧移位。

C 型：分裂型移位，跖骨的移位方向分别指向外侧和内侧。损伤可以涉及部分或全部跖骨，涉及部分跖骨时为 C_1 型，全部跖骨移位时为 C_2 型。

（四）足舟骨骨折

足舟骨是一块比较致密的舟状骨，位于足内侧纵弓的最高点，对于整个足的结构稳定及应力传导具有极重要的作用。足舟骨骨折分为四型。

1. **撕脱骨折**　是最为常见的足舟骨骨折类型，常合并低能量损伤，因关节囊、韧带及胫后肌腱的牵拉导致。无移位的撕脱骨折对足部稳定性及足弓应力传导影响轻微，可予以石膏外固定治疗 4～6 周。

2. **结节骨折**　足舟骨结节是胫后肌腱的止点，

常由于足过度外翻时胫后肌腱及三角韧带的牵拉导致骨折。因为胫后肌腱附着部比较广泛，对骨折块的移位有限制作用，所以该型骨折的移位通常不明显。治疗上可给予石膏外固定，如不愈合，可切除小的骨折块并行胫后肌腱止点重建手术治疗。

3. **体部骨折**　通常为跖屈位时受到轴向应力导致。根据 Sangeorzan 的总结，体部骨折又可以分为三型。

Ⅰ型：为横行的水平面骨折，将足舟骨分为跖侧和背侧两块。

Ⅱ型：为骨折线自背外侧延伸至跖内侧，常由纵向压缩暴力导致。

Ⅲ型：为足舟骨中间及外侧的粉碎性骨折，常合并周围骨质的损伤、足内侧柱的稳定性破坏。

对于无移位的体部骨折，可给予短腿石膏外固定并避免负重 6 周。移位明显及粉碎性骨折应行开放复位内固定手术。术中应注意恢复和维持足弓的形态和长度，压缩或粉碎严重的足舟骨骨折可能需要进行植骨。Ⅰ、Ⅱ型骨折可以采用空芯加压螺钉固定，Ⅲ型骨折可选择微型钢板。如骨折过于粉碎、重建困难，或者晚期发生创伤性关节炎，可一期或二期行关节融合。

4.应力骨折　常见于足部有反复加压活动的运动员，因发生过程缓慢及影像学表现不明显，常导致漏诊。如 X 线片不能明确诊断，可增加 MRI 扫描。治疗方案可参考前述内容。

（五）骰骨骨折

多数单纯的骰骨骨折为撕脱骨折，移位较轻微，可给予石膏外固定 4 周治疗。高能量的足部外展暴力可能导致骰骨的"胡桃夹子骨折"，即骰骨被压缩，并导致足外侧柱的短缩。对于该型骨折必须行开放复位及植骨，以恢复外侧柱的长度。如远期发生创伤性关节炎，可行跟骰关节融合。

（六）Lisfranc 损伤

19 世纪法国军医 Jaqcues Lisfranc 在为伤员进行足部截肢手术时，发现经过特定的关节间隙可以在无须截骨的情况下完成手术，后人将该关节即跗跖关节称为 Lisfranc 关节。狭义的 Lisfranc 损伤指第 2 跖骨基底内侧与内侧楔骨之间的韧带损伤，广义的 Lisfranc 损伤则指整个跗跖关节（又称为跗跖关节复合体）及其周围的骨折及脱位（图 13-7）。

三、术 前 计 划

术前需完善相关检查，明确诊断。

低能量的 Lisfranc 损伤在 X 线片上可能表现隐匿，文献报道漏诊率达 20% 以上。对于外伤史及局部症状明确而普通 X 线片未见异常的患者，应当增加足部应力位 X 线片及 CT 检查，明确损伤分型，以指导治疗和手术方案。

部分高能量的 Lisfranc 损伤可能存在严重的软组织挫裂伤及创口污染，给手术治疗带来困难。对于这部分损伤，术前应认真评估软组织情况，充分考虑术后出现创口感染、皮肤坏死及骨筋膜室综合征等并发症的可能。对于污染严重的伤口，可先行简单复位外固定并多次清创预防感染，待创面清洁、分泌物细菌培养阴性及炎症指标恢复正常再行最终固定，必要时可能需皮瓣修复创面。对于肿胀严重的患者，需及时切开减压。

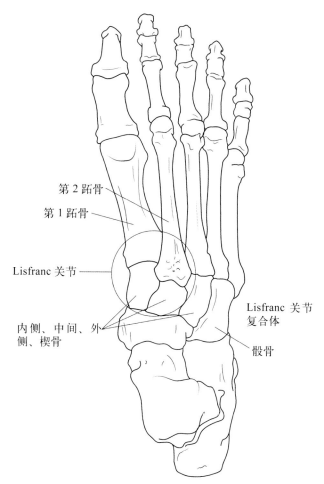

第 2 跖骨
第 1 跖骨
Lisfranc 关节
内侧、中间、外侧、楔骨
Lisfranc 关节复合体
骰骨

图 13-7　Lisfranc 关节和 Lisfranc 关节复合体

四、手术操作与技巧

1.麻醉可采用椎管内麻醉，体位一般选择仰卧位即可。

2.手术切口一般选择在足背侧，根据损伤的具体部位和情况而定。在跖骨间进行切开可以兼顾两个跖列，如果需要做多个切口，应注意尽量增大切口间的距离，以免发生皮肤桥坏死。对于开放性损伤的创面，需首先进行彻底清创和冲洗，创面污染较重者不宜一期行钢板螺钉固定。

3.按照 Lisfranc 损伤的三柱理论，内侧柱和中间柱的活动度较小，而失稳时对足弓应力的影响较大，所以损伤后原则上需要进行坚强固定，而外侧柱因为活动度较大，应采用非坚强的弹性固定。

Lisfranc 损伤的复位一般并不困难，对于有些楔骨粉碎性骨折或清创后造成骨质缺损的患者，可以进行植骨，以恢复足弓长度。

对于中间柱和内侧柱的损伤一般选择螺钉或跖掌骨钢板进行跨关节内固定，如果合并楔骨的骨折，钢板可以自距骨起跨越楔骨固定至足舟骨。这种跨多关节的内固定在术后会出现钢板断裂，所以在术后复查证实骨折愈合后、足部开始负重前应早期拆除钢板。外侧柱的损伤可选择克氏针进行弹性固定，克氏针自距骨远端经关节面打入骰骨，针尾留置皮外，术后6周左右即可予以拔除。

Lisfranc关节脱位的患者必须进行复位和固定，固定的方法建议采用空芯拉力螺钉，透视下于内侧楔骨的内下方经Lisfranc关节向第2跖骨基底部打入导针，钻取钉道并攻丝后拧入拉力螺钉维持，亦可反向操作，由第2跖骨基底部打向内侧楔骨。

因为内侧柱在足部负重时承受的应力较大而且活动度较少，对于粉碎程度较重及关节面破坏较大者，为了防止术后创伤性关节炎的发生，也可于一期进行关节融合。但外侧柱的活动度较大，不宜进行融合。

五、常见并发症

Lisfranc损伤的治疗有时未必能够取得满意的效果，术后最常发生的并发症为创伤性关节炎和复发性脱位。因为Lisfranc关节复合体是由一系列的活动或微动关节组成，固定过于牢固则可能发生内固定物松动或是断裂，过松会造成关节囊和韧带的愈合不佳，在拆除固定后发生再脱位，导致行走疼痛症状。对于已发生创伤性关节炎的患者，如症状明显，可以考虑行关节融合术。

六、典型病例与专家点评

[病例1]　齐某，男，41岁。因"车祸碾轧右足部疼痛、畸形、流血4h"入院。急诊查体可见右足背、内侧大面积软组织挫裂伤，创缘皮瓣逆行剥脱，骨折端外露，足背动脉位于创缘外侧，搏动存在。足趾感觉存在，甲床毛细血管搏动存在。因创面挫伤及污染严重，分别于当天及受伤后第3天进行清创手术，创面放置负压引流。伤后1周在创面清洁、分泌物细菌培养结果阴性、验血感染指标正常的情况下进行经皮复位固定术。术后创面顺利愈合，足内侧的撕脱皮瓣存活良好，没有发生感染，足背部小面积皮肤缺损行游离植皮修复（图13-8）

★专家点评：考虑创面软组织挫伤重，易发生皮肤坏死及继发感染，故在内侧柱和中间柱没有选择钢板固定，而是用螺钉和克氏针经血供丰富的肌间进钉内固定，辅以石膏外固定。术后足内侧的撕脱皮瓣存活良好，没有发生感染，足背部小面积皮肤缺损行游离植皮修复。

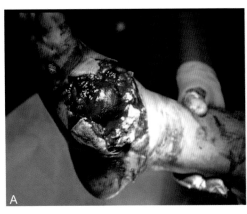
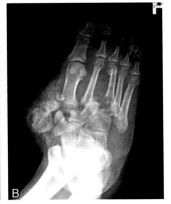

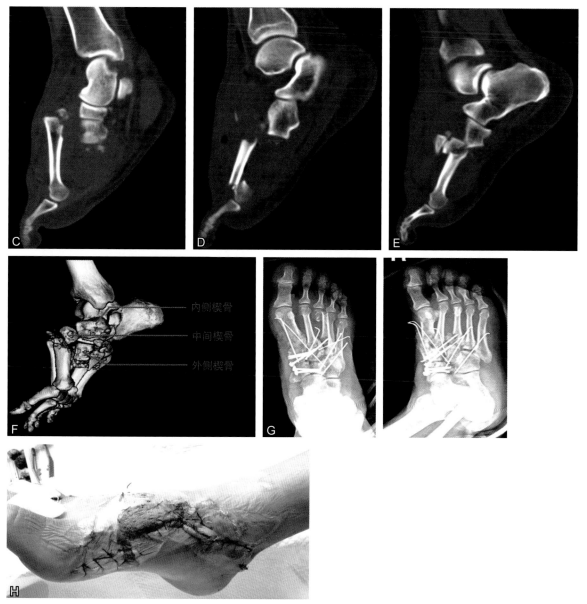

图 13-8　A. 损伤创面情况；B. 右足正位 X 线片；C. 第 1 跖骨矢状面 CT 扫描；D. 第 3 跖骨矢状面 CT 扫描；E. 第 4 跖骨矢状面 CT 扫描；F. CT 三维重建立体显示骨折及脱位；G. 反复清创，伤后 1 周行经皮复位固定；H. 创面顺利愈合，足内侧的撕脱皮瓣存活，足背部小面积皮肤缺损行游离植皮存活

[病例 2]　伍某，男，30 岁。因"挤压伤后右足疼痛、流血 6h"入院。

可见创面皮肤挫裂，软组织挫伤，足背动脉损伤（图 13-9）。入院后急诊予以清创，创面留置负压引流，伤后 48h 进行二次清创，创面清洁后于伤后第 6 天进行确定性内固定术。

★专家点评：这是一例 Guestilo Ⅲ A 型开放性损伤，遵循开放性骨关节损伤的处理原则，急诊尽早彻底清创，充分引流，此时骨折移位和关节脱位易于复位，可以应用克氏针临时稳定，不急于缝合创面，可以应用负压封闭引流；48h 后的再清创很重要，有助于进一步清理坏死组织和凝血块，再一次评估软组织坏死和感染情况，可取组织涂片检查和细菌培养，为下一次手术制订预案。在软组织消肿和创面清洁的前提下，第三次手术中应用隐藏内置物，完成确定性内固定，并一期缝合创面，为最终创面顺利愈合、避免感染发生奠定基础。

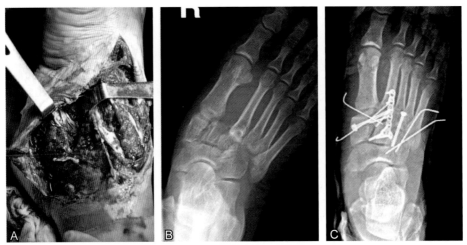

图 13-9　A.损伤创面情况；B.X线检查所见；C.经二次清创术后，于伤后第 6 天进行确定性内固定

[病例 3]　张某，男，38 岁。因"右足撞伤后疼痛 8h"入院（图 13-10）。经石膏托制动、抬高消肿后，于第 2、3 跖列间做切口，中间柱跨关节牢固固定，内侧柱用空芯螺丝钉经皮内固定。

★专家点评：本例为 Mayerson 分型 B₂ 型，Lisfranc 关节脱位并第 2～5 跖骨向外侧移位，中间楔骨粉碎。直视下复经第 2 跖列，跨粉碎的中间楔骨，用钉板固定于第 2 跖骨与舟骨，有利于恢复内侧足方的解剖形态。外侧柱以克氏针经皮穿关节弹性固定，经皮技术减少了软组织损伤。

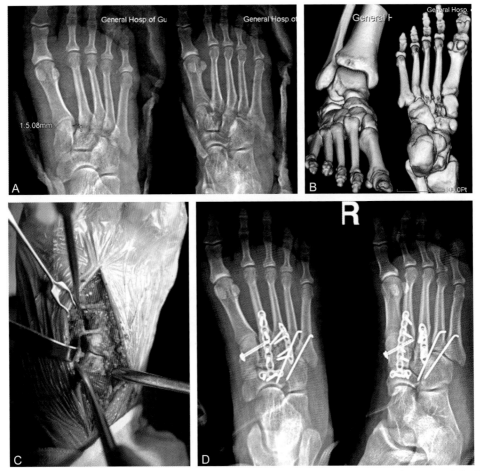

图 13-10　A.术前X线片；B.CT三维重建；C.手术切口；D.跨第 2 跖列钉板固定至足舟骨，维持长度和纵弓，空芯钉经皮复位稳定第 1、2 跖列，第 3 跖列粉碎性骨折，钉板固定，触诊第 4、5 跖列亦不稳定，经皮克氏针固定

（王　非　王新宇　吴　优）

参 考 文 献

陈宇, 张晖, 刘熹, 等 . 2019. 切开复位联合万向锁定钢板治疗急性 Lisfranc 骨折脱位 [J]. 中华创伤骨科杂志, 21(4): 314-320.

冯品, 李嘉, 欧阳翔宇, 等 . 2016. 陈旧性 Lisfranc 损伤分期治疗的短期随访结果 [J]. 国际外科学杂志, 43(11): 745-749.

高士濂 . 2006. 实用解剖图谱 [M]. 上海：上海科学技术出版社 : 202-209.

顾文奇, 施忠民, 柴益民 . 2012. 开放性跗跖关节损伤的治疗 [J]. 中华创伤骨科杂志, (9): 748-751.

姜保国 . 2014. 重视常见的足踝部损伤 [J]. 中华创伤骨科杂志, 16(12): 1013-1015.

李垂启, 常莹辉, 张士奇, 等 . 2018. 多针固定治疗 Lisfranc 关节损伤的临床效果 [J]. 中国临床实用医学, 9(4): 33-34, 38.

梁晓军, 李毅, 赵宏谋, 等 . 2013. 关节融合术治疗中足骨折脱位致平足症的疗效 [J]. 中华创伤骨科杂志, 15(3): 207-211.

马海东, 高岩, 李绍光, 等 . 2017. 负压封闭引流在足部闭合复杂骨折脱位伴严重软组织损伤中的应用 [J]. 中华医学杂志, 97(35): 2746-2750.

任栋, 顾聚源, 王鹏程 . 2014. 微型双边外固定支架结合有限内固定治疗严重中足骨折脱位 [J]. 中华创伤骨科杂志, 16(9): 737-740.

王正义 . 2006. 足踝外科学 [M]. 北京：人民卫生出版社 : 694-702.

颜翼, 邱志龙, 梁培雄, 等 . 2015. AO 空心螺钉联合克氏针三柱固定治疗 Myerson C 型 Lisfranc 关节损伤 [J]. 中华创伤骨科杂志, 17(12): 1093-1095.

余霄, 俞光荣, 等 . 2014. 第一跖跗关节骨折脱位三种内固定对骨面应力传导变化的生物力学研究 [J]. 中华创伤骨科杂志, 16(12): 1070-1074.

俞光荣, 余斌, 李春光, 等 . 2014. 中足损伤畸形愈合的分型及手术治疗 [J]. 中华创伤骨科杂志, 16(8): 645-650.

张明珠, 杨云峰, 苗旭东, 等 . 2018. 切开复位内固定与 I 期融合治疗伴第一跖跗关节脱位 Lisfranc 损伤的疗效比较 [J]. 中华创伤杂志, 34(7): 585-590.

赵椰枫, 张麒云, 许伟凡, 等 . 2016. 三钢板治疗复杂踝关节骨折脱位的疗效分析 [J]. 中国临床实用医学, 7(3): 74-76.

朱亚斌, 李强, 王剑 . 2016. 克氏针及螺钉手术治疗 Lisfranc 关节损伤 [J]. 中国综合临床, 32(2): 164-167.

Brinker M R. 2018. 创伤骨科学精要 [M]. 章莹, 夏虹, 尹庆水, 译 . 北京：科学出版社 : 102-107.

Gumann G. 2009. 足踝部骨折 [M]. 武勇, 译 . 北京：人民卫生出版社 : 73-83.

Netter F H. 2017. 奈特人体解剖学彩色图谱 [M]. 7 版 . 张卫光, 译 . 北京：人民卫生出版社 .

Thordarson D B. 2008. 足与踝 [M]. 张春礼, 译 . 西安：第四军医大学出版社 : 302-306.

第14章

前足骨折与脱位

一、解剖学特点

前足共包括 5 块跖骨、14 块趾骨。足部负重以三点支撑，即第 1 跖骨头、第 5 跖骨头和跟骨，第 1 和第 5 跖骨的功能相似，第 2、3、4 跖骨在中间作为一种联系纽带。在行走步态的支撑相，第 2、5 跖骨头承受相同的负荷，而第 1 跖骨头承受 2 倍的负荷（图 14-1）。

（一）跖骨

跖骨基底部之间、跖趾关节远端之间由强大的韧带连结。如果暴力使骨折发生移位，进一步的损伤会扩展到骨间膜、蚓状肌、远端跖骨间韧带。跖骨远端、跖骨颈部骨折常发生移位，这是由于屈肌腱近端和跖侧脱位的力量共同作用的结果，跖骨头也可以脱位，骨折端完全断开，甚至跖骨头颈部骨块翻转到跖骨干骺端下方。

直接或间接暴力均可导致跖骨骨折，单发或多发骨折均可。第 2、3、4 跖骨干的多发骨折，常见于足背侧挤压暴力；而扭转应力损伤机制是足前部固定，足体部旋转，最常见的是第 5 跖骨骨折；疲劳骨折最常见于士兵、运动员、舞蹈演员，常发生于第 2 跖骨。

第 1 跖骨是最宽、最短和最强的跖骨，由于韧带和基底的关节面，其具有更大的活动度。第 1 跖骨没有其他跖骨颈间横行的坚韧的跖间韧带。第 1 跖骨通过前足约承担体重的 1/3。第 1 跖骨头骨折时朝任何方向的移位都会改变足三脚架样负重结构，从而影响前足的功能。即使轻度的力线不良也会影响行走时重力分布，因此冠状位或矢状位的任何移位都不能承受。治疗第 1 跖骨骨折的首要目标就是维持正常的跖骨头下压力分布。

第 5 跖骨基底也称为结节或茎突。Lisfranc 关节复合体的外侧部分也止于此，它由第 5 跖骨基底、骰骨、第 4 跖骨通过坚强的韧带结合在一起，外侧 Lisfranc 关节复合体的稳定性是由关节囊韧带、跖腱膜外侧束和腓骨短肌提供。

第 5 跖骨粗隆在跖骨的近端，是腓骨短肌的附着点，骨干在远端 1/3 是弧形的，骨干背侧和跖侧骨皮质比内外侧骨皮质要薄。发生于第 5 跖骨近端干骺端部分的骨折称为 Jones 骨折，常因内收暴力和轴向负荷作用于跖屈位的足而引起。此机制与撕脱骨折的机制不同，Jones 骨折避开了跖间关节而不是跖骰关节。尽管 Jones 骨折通常可以采用非手术治疗，但治疗后不愈合和再骨折很常见，对患者的预后影响也很大，特别是对运动员而言。有学者认为此骨折的发病位置和不愈合率高与此区域缺乏血供有关。

第 5 跖骨撕脱骨折，也称为网球骨折，通常为关节外骨折，也会延伸至骰跖关节。损伤机制是后足突然内翻后腓骨短肌强力牵拉所致。

跖骨干应力性骨折是正常骨骼在无明显外伤情况下由于重复的应力累积而发生的疲劳骨折。跖骨的应力骨折多见于军事人员，故又称为行军骨折。其中以第 2 跖骨的发病率最高，第 3 跖骨次之。第 5 跖骨骨折多发于骨干和干骺端交界的位置，外侧多见。不同跖骨应力骨折的部位常不同，第 2、3 跖骨应力性骨折多发生于跖骨干或跖骨颈部。第 1 跖骨易发生近端应力性骨折。

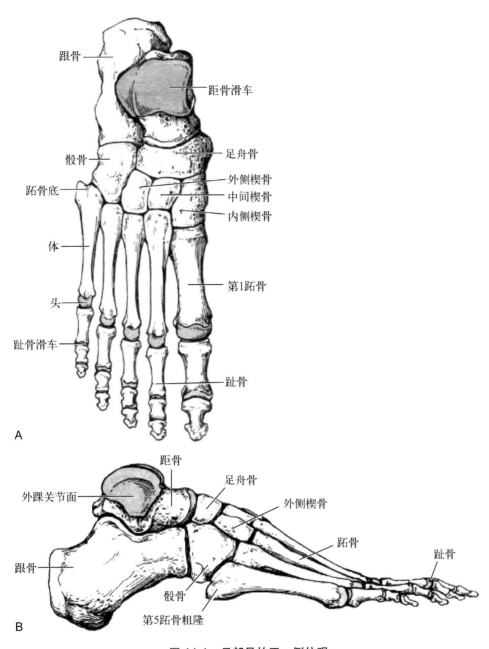

图 14-1　足部骨的正、侧位观
A. 正位观；B. 侧位观

（二）趾骨

趾骨位于足的前部，共 14 块。包括姆趾 2 块（近节趾骨、远节趾骨）；第 2 ～ 5 趾各 3 节，分别称为近节趾骨、中节趾骨、远节趾骨，每一趾骨可分为底、体、头三部分。

趾骨是足趾中形态较小的骨骼，第 1 足趾只有近节及远节两个趾骨。近节趾骨形态最大，中节趾骨次之，远节趾骨最小。趾骨有助于维持平衡，且在步态周期推进期发挥作用。

由于趾骨的形态、位置特异，且有推进起步的作用，在前足中最易发生骨折，其中第 1 足趾骨折的临床意义较余 4 趾大。第 1 足趾近节趾骨骨折较远节常见，骨折类型各异，从简单骨折到复杂的严重粉碎性骨折均可发生。远节趾骨可发生撕脱骨折、粉碎性骨折或骨折伴脱位。

第 2 ～ 5 趾近节趾骨易发生骨折，而中、远节趾骨形态较小，骨折不常见，近节趾骨可由于背伸肌、跖屈肌、骨间肌及蚓状肌的联合作用而发生骨折。向跖侧成角骨折的移位方向及程度，取决于骨折作用力及肌腱的止点。

二、影像学评估与骨折分型

（一）足部正、斜位X线片

常规检查，了解骨折的部位、形态及移位程度，了解是否有跖跗关节横向脱位。

（二）足部侧位X线片

可以明确跖跗关节、跖趾关节有无背侧脱位。对跖骨颈骨折移位的观察尤其重要。当疑有趾骨骨折时，应常规拍摄足趾而非全足的前后位、斜位及侧位X线片，这些检查有助于评估骨折状况及骨折移位程度。趾骨的严重移位性骨折常发生于第1足趾。

（三）足部CT+三维重建检查

经关节骨折时需行足部CT+三维重建检查，可更加清晰显示骨折的部位、形态及移位程度，明确是否有跖跗关节、跖趾关节脱位。

（四）骨折分型

1. 根据骨折解剖部位分类 跖骨头骨折、跖骨颈骨折、跖骨干骨折、跖骨基底部骨折。

2. OTA分类

（1）A型：关节外单纯骨折。

（2）B型：部分关节损伤或跖骨干楔形骨折。

（3）C型：关节完全损伤或粉碎性跖骨干骨折。

3. 第5跖骨近端骨折特殊分型（Dameron和Quill分型） 分为三个类型（图14-2）。

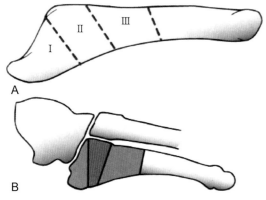

图14-2 第5跖骨近端骨折特殊分型

（1）Ⅰ区骨折：基底部结节的撕脱骨折。

（2）Ⅱ区骨折：干骺端接合处骨折，即Jones骨折，由Jones于1902年首先报道。

（3）Ⅲ区骨折：近端骨干的应力骨折。

第1区是最近端有丰富血供的骨松质粗隆，理论上造成该区域骨折的原因是跖腱膜外侧部分撕脱，而且并非腓骨短肌附着点的撕脱。第2区是干骺端和骨干连接处，也是第4、5跖骨间关节面，这是真正的Jones骨折位置。Ⅲ区位于第4、5跖骨间韧带的远端，并延伸到骨干管状结构远端1.5cm处。此关节面的骨折通常继发于慢性应力。

4. Torg提出了一种第5跖骨骨干骨折的分类系统 急性型（Ⅰ型）、延迟型（Ⅱ型）、骨不连型（Ⅲ型）。Ⅰ型骨折表现是早期的疲劳骨折，有骨膜反应，显示之前不全骨折有愈合倾向。Ⅱ型骨折表示骨折线增宽，髓腔硬化。Ⅲ型骨折表现为髓腔完全闭塞，骨不连形成。

三、术前计划

明确诊断、确定骨折与脱位的分型，是决定是否手术、如何手术最好的术前计划。一般的跖骨骨折与脱位可借助X线进行诊断与分型（如跖趾关节、跖跗关节背侧脱位，应拍足部侧位X线片），必要时应辅助行CT检查。

第5跖骨基底骨折手术适应证：如果骨折明显移位超过2mm或累及第5跖骨-骰骨关节面超过30%，骨折愈合的可能性小，或复位不佳而导致后期创伤性关节炎等，应行手术治疗。需根据骨折的类型和患者的骨质状况选择内固定方式。

其他跖骨骨折手术适应证：移位显著的跖骨骨折（任何关节面的骨折移位超过3～4mm，成角＞10°），手法复位失败或虽能复位但不稳定，影响足弓。同时伴有开放性损伤或陈旧性骨折影响足的功能者。

（一）跖骨骨折的手术计划

1. 对于第1或第5跖骨骨折，如果局部软组织条件允许切开复位，可用螺钉或钢板固定，术后即可行部分负重功能锻炼。第1跖骨最好使用2.4mm或2.7mm钢板固定，第5跖骨最好用2.0mm钢板、螺钉。骨折远、近端均应有2～3枚螺钉。

2. 对于跖骨颈部的多个跖骨骨折，由于跖骨间韧带的稳定作用，骨折后一般移位不大。如为横行骨折，则跖骨不会因为剪切力而短缩，因此用多根克氏针做髓内固定会很有效。

3.对于不稳定骨折及关节内骨折,很有可能有轴向短缩和旋转,或累及关节面的平整,继发创伤性关节炎,需考虑用钢板和螺钉固定。

4.对于跖骨的多处骨折,如一块钢板无法固定,可采用微型外固定架跨关节固定,或结合克氏针、螺钉将移位严重的骨折块稳定。外固定架可维持跖骨的长度。

5.对于污染较重的 Gustilo Ⅱ 型以上的开放性跖骨骨折,可采用小型外固定架进行固定。注意矢状面力线的恢复。

(二)第 5 跖骨基底部骨折的手术计划

1.如果是关节面骨块并且大于 30% 的关节面,或者关节面"台阶" > 2mm,则需要手术切开或者闭合复位内固定,以减少远期跖跗关节退行性改变的可能。

内固定的方法有很多,包括克氏针、张力带钢丝、微小螺钉,治疗这些骨折必须个体化,有症状的骨不愈合是手术治疗或局部刺激治疗的指征,切除骨不连的小骨片亦可获得良好的疗效。

第 5 跖骨基底撕脱性骨折疼痛性不愈合很少见,可通过切除骨块和修补腓骨短肌治疗。对于更大的骨块,可以行植骨内固定。一期内固定适用于累及跖骰关节且移位超过 2mm 的较大骨块。固定通常选用张力带或微型接骨板。

2. Ⅱ区和Ⅲ区的骨折,由于第 3 腓骨肌的牵拉和局部血供的影响,易出现骨不连。可早期行手术治疗,可用张力带、钢板或螺钉固定(图 14-3)。对于小的骨折块采用克氏针张力带固定,骨折块较大的可采用钢板固定,为减少对局部皮肤的激

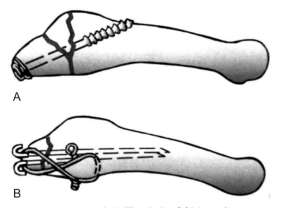

图 14-3　张力带、钢板或螺钉固定
A.骨折块较大,使用空芯螺钉加垫片固定;B.骨折块较小,使用克氏针张力带固定

惹,尽量选用薄的、体积小的钢板。也可选用螺钉行髓腔内的髓内固定,螺钉的直径、材质、空芯 / 实芯仍有一定的争论。

(三)足趾骨折的手术计划

1.第 1 趾骨骨折　趾骨骨折手术指征为趾骨内外侧髁骨折或骨折移位无法闭合复位。

开放性骨折应行创面冲洗,彻底清除失活的组织和骨质。根据骨折类型、粉碎程度、软组织损伤范围,手术医生多选择克氏针髓内固定,而第 1 足趾趾骨尺寸较大,常常选择钉板系统固定骨折块。

对于第 1 趾骨闭合性骨折且移位程度较小的患者,如同时伴有趾甲下血肿,可行经皮血肿清除,无须常规局麻下操作,趾甲保留于原位,可起到生物甲板的作用,固定骨折块。

如骨折不稳定或手法复位不满意,可行手术治疗,治疗的要点是恢复长度,纠正旋转,重获足趾的正常排列。最初可尝试经皮克氏针固定骨折,克氏针常保留至术后 6 ~ 8 周,根据影像检查骨折愈合情况,拔出克氏针。如经皮克氏针固定失败,则需行切开复位内固定术,这需等待 10 ~ 14d,待软组织肿胀消退后才可行手术治疗,手术可供选择的内固定材料包括微型钢板、螺钉及可吸收螺钉等。开放性骨折考虑到其高感染风险,首选经皮克氏针固定骨折。软组织严重损伤或污染严重的开放性骨折,可考虑行截趾术,截趾平面至软组织可包裹骨骼残端为宜。

2.第 2 ~ 5 趾骨骨折　手术不常用于第 2 ~ 5 趾骨骨折。主要适用于不能很好手法复位,严重成角畸形骨折。常采用手术治疗发生于近节趾骨上的骨折,因为遗留的骨折成角畸形可能会导致足底溃疡,经皮克氏针内固定可获得满意的固定效果。

四、手术操作与技巧

(一)跖骨干骨折

由于软组织肿胀和嵌入,闭合复位通常不容易成功。可以选择透视下用克氏针从足底进针穿过骨折端固定,也可以取背部小切口,允许剥离子插入复位和显露骨折块,然后穿克氏针。如果这样也无法成功,则需要常规背侧切口,如果有必要同时复位固定第 2、3、4 跖骨,则需要同时

纵向做 2～3 个切口。克氏针固定是最容易的操作方法，首先从骨折远端顺行穿针，从距骨头距侧穿出，然后复位骨折端，克氏针逆行穿入近端。

1. 麻醉可采用椎管麻醉或局部麻醉，患者取仰卧位，患侧臀部稍垫高。

2. 用记号笔标记第 1、5 跖骨的体表投影，对肥胖患者或肿胀严重者尤为重要。

3. 沿体表投影的中线切开，切口以骨折处为中心，长度按需而定。注意保护趾伸肌腱，牵开伸肌腱后即可显露跖骨。

4. 粉碎性骨折不能为追求解剖复位完全剥离骨折块的骨膜，粉碎的大骨块可用缝线先与跖骨的近端或远端捆扎（不要用钢丝），再与另一端对合复位，复位以基本解剖复位为度（简单骨折解剖复位）。

5. 钢板塑形后放置于跖骨背侧，骨折两端各安置 1 枚普通皮质骨螺钉，使钢板与骨面贴附（简单骨折可加压，粉碎性骨折不可加压），微调粉碎的骨块后再在骨折两端各安置 1～2 枚螺钉（根据需要可以是普通骨皮质螺钉，也可是锁定螺钉）。

6. 如果采用克氏针行髓内固定，若能闭合复位，则可自跖骨头顺行穿入；若闭合复位不成功，则须在骨折端背侧做一小切口，先将克氏针自断端逆行穿出远端，再将骨折复位，顺行穿入近端固定（图 14-4）。

7. 仔细止血后冲洗缝合伤口，建议行间断缝合皮肤。肥胖者或肿胀严重时一定要放置引流管。

（二）第 5 跖骨基底部骨折

有限切开或经皮内固定的技巧：

1. 手术应用椎管麻醉或膝关节、腘窝等其他区域阻滞麻醉。患者取仰卧位，同侧髋部下垫高，应用止血带。

2. 自粗隆向近端延伸，取纵行 1cm 切口与距侧表面平行。

3. 建议钝性分离腓肠神经分支周围组织及腓骨短肌腱，无须显露骨折区域，除非有畸形愈合或对位不良骨不连。

4. 应用 1.25mm 克氏针或相似粗细的钢针由粗隆打入髓腔。进针点位置的选择倾向于偏高或偏内，可在多次透视下确定进针位置。从第 5 跖骨基底部背内侧进针是极其重要的，因为可确保

螺钉在髓内向远端打入。

5. 建议沿着克氏针的走向，在皮肤表面做出标记，为后续钻孔和螺钉打入标明方向。另一个选择是应用 2.8～3.2mm 的空芯钻。

6. 一旦确定进针点，即可移走导针并沿着手画的标记向髓腔内钻 3.2mm 的孔。在透视下将电钻打向骨折区域，不要穿透远端内侧骨皮质，因为此处是正常第 5 跖骨远端骨弯曲的位置。再推进时反向转动电钻以防止穿透骨皮质，同时近端进针方向与骨髓腔在同一条直线上，在钻孔和攻丝时要保护腓肠神经。

7. 轴向髓内固定的螺钉类型和大小尚存争议，笔者倾向于选择最大号实芯螺钉，因为更适合髓腔大小。方案是在 4.5mm、5.5mm、6.5mm 实芯螺钉中选择合适的尺寸和攻丝，螺纹超过骨折区域，且要避开跖骨远端弯曲部分。

8. 在拧入螺钉时，要在多次透视下检查并避免穿破皮质或骨折区域被撑开。

9. 若拧入螺丝加压后骨折区域还是有间隙，则生物材料或移植骨替代材料在与骨髓混合后，于透视引导下经皮注射进入骨折区。

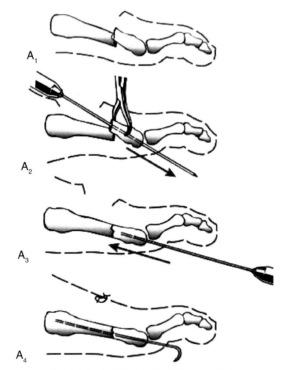

图 14-4　采用克氏针行髓内固定术

A_1. 骨折远端向背侧移位；A_2. 于背侧切小口，向远端髓腔内钻入克氏针，提取折断使针尖自距侧皮肤牵出；A_3. 复位骨折、克氏针向近折段钻入；A_4. 针尖折弯留于皮外

（三）骨不连切开复位手术技巧

严重的髓腔硬化或者骨吸收，造成大的分离、再骨折、骨不连及金属内固定断裂的情况，都需显露骨折部位。

1. 在第 5 跖骨的外侧做纵行切口，要避开纡曲的腓肠神经，研究表明神经位于距离螺钉头部平均 2～3mm 处。

2. 任何残存的金属内固定都要取出来，螺钉断裂时，可在跖骨外侧骨皮质开槽取出，应该准备断钉取出器，在破坏外侧骨皮质前就先尝试取出螺钉。

3. 治疗目的是拧入新螺钉，要注意纠正旋转移位，同时植骨。因此要处理好髓腔以利于骨愈合，骨皮质要重叠并在骨折平面钻孔。清除部分骨折端骨质，能获得良好固定，同时可矫正潜在的对位不良。

4. 最大号螺钉非常适合植入髓腔，通常在翻修时应用长 50～65mm、直径 6.5mm 的实芯螺钉。

5. 取自体骨充分填充骨折端及其周围。建议在髂骨嵴取自体骨。

五、常见并发症

（一）骨不连

跖骨骨折不愈合在临床并不少见。跖骨骨折在 16 周仍未愈合即为骨不连。好发部位在跖骨颈部。大部分学者认为骨不连的原因为：①解剖原因，跖骨颈是跖骨头与跖骨干的交汇处，血供差；②医源性因素，该部位骨折多为粉碎性，局部骨质压缩，为追求解剖复位，往往骨膜剥离过多，影响愈合；③内固定不够坚强，骨折端不能维持良好的对位；④患者因素，骨折愈合前患者不恰当的功能锻炼和运动（如前足负重行走、跑、跳等）。骨不连常会造成内固定的断裂或失效，需采用手术去除硬化或萎缩的骨折端，打通髓腔，自体髂骨移植及换用更为坚强的内固定方式。

（二）畸形愈合

跖骨的畸形愈合常常会导致负重区改变，痛性胼胝。发生的原因：①非手术治疗复位不佳；②第一次手术未获得良好复位；③术后因内固定移位或变形而发生骨折再移位。解决的方法：如患者不能忍受畸形带来的影响，应手术截骨矫形

植骨内固定。术前应将对侧跖骨作为镜像，采用数字骨科技术精心设计，尽最大可能恢复跖骨原来的解剖形态。

（三）内固定断裂或失效

骨折愈合前，患者正常的功能锻炼可造成内固定断裂或失效。发生的原因：①内固定材料选择不恰当（如采用单枚克氏针固定不稳定跖骨骨折、跖跗关节脱位等）；②患者骨质疏松造成钢板固定后螺钉的拔出；③术者固定方式的不佳（如螺钉打入骨折线，钢板过短，骨折两端有效螺钉数目不对称等）。解决的方式同跖骨术后骨不连。

（四）术后感染 / 内固定外露

术后切口感染或伴内置物外露的情况并不少见。发生的原因：①开放性骨折清创不彻底而又采用内固定；②患者为糖尿病及免疫缺陷的易感人群；③术者无菌观念有缺陷或急诊手术置入物消毒不达标。解决的方式：早期伤口清创引流，分泌物培养加药敏试验，根据敏感药物选用抗生素；如效果不佳，宜去除内固定换用外固定；如已造成骨髓炎或感染性骨缺损，可采用病灶切除 Masquelet 术治疗，行二期自体髂骨植骨重建。

（五）创伤性关节炎

跖跗关节、跖趾脱位或跖骨基底关节面骨折未能获得满意的解剖对位，在术后晚期可由于关节面对合不良或摩擦而引起创伤性关节炎。症状以疼痛为主，影像学可表现为关节间隙变窄、关节面密度增加、囊性变或骨赘形成等征象，如非手术治疗效果不佳，症状严重者可行关节融合术、跖骨头切除术。术前可先行封闭，如疼痛缓解预示手术有效。

六、典型病例与专家点评

[病例 1]　李某，男，36 岁。摔倒致左足第 2、3 跖骨粉碎性骨折，行切开复位钢板螺钉内固定术（图 14-5）。

此病例按解剖部位属于跖骨干骨折，OTA 分型属 C 型。两处骨折，需待局部软组织消肿后方可进行手术，首选切开复位内固定治疗，钉板系统固定牢靠，手术入路选第 2、3 跖骨中间背侧纵行切口。亦可选用克氏针贯穿固定，主要纠正短缩与旋转移位。

★专家点评：该手术内固定选择钉板系统，可固定牢靠，术后2周患者即可行部分负重功能锻炼，术后效果满意。当然，此例亦可选择克氏针贯穿固定治疗，但不可早期负重，需待复查见骨痂生长才可逐步负重功能锻炼，对于运动员或年轻好动患者不适合选用。

[病例2]　顾某，男，20岁，军人。右足第2跖骨行军骨折，行切开复位钢板螺钉内固定术（图14-6）。

此病例是典型的行军骨折。手术目的是提供足够的稳定性、纠正畸形，为骨折愈合创造条件，首选切开复位植骨内固定治疗，固定选用钉板系统，手术入路选择第2跖骨背侧纵行切口，选用自体髂骨移植或使用局部质量较好的骨痂回植。

★专家点评：此例手术难度在于骨折断端粉碎，局部瘢痕组织多，复位难度大。术中完全显露骨折断端，注意保护跖侧骨膜，术中清理瘢痕组织后找到剩余2/3骨折端皮质，对合复位，碎骨块填充于折端缺损处，局部骨痂质量较好，血供佳，钢板螺钉安装完毕后回植于断端周围。内固定选择钉板系统固定牢靠，术后2周患者即开始部分负重功能锻炼，术后效果满意，术后10周患者恢复日常军事训练。

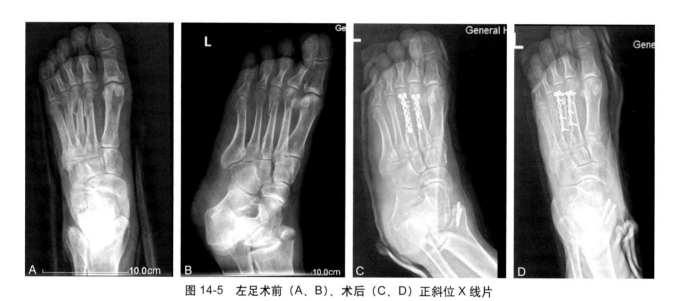

图 14-5　左足术前（A、B）、术后（C、D）正斜位 X 线片

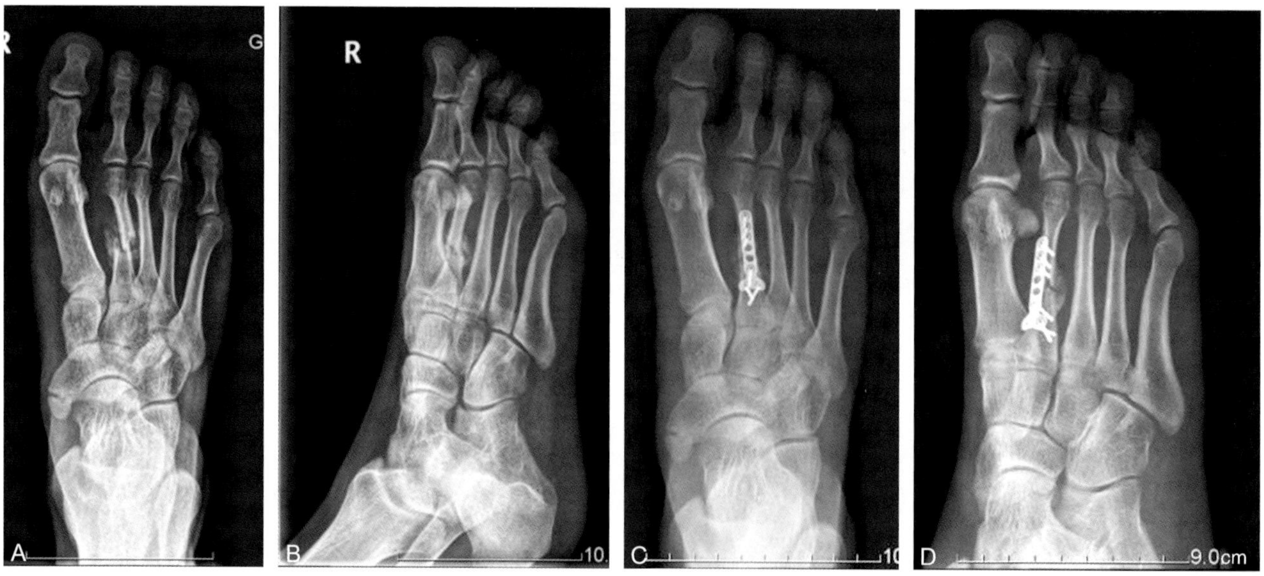

图 14-6　右足术前（A、B）、术后（C、D）正斜位 X 线片

[**病例 3**]　黄某，女，38 岁。车祸伤致右足第 5 跖骨基底部骨折，行切开复位钢板螺钉内固定术（图 14-7）。

此病例是第 5 跖骨基底部骨折，波及关节面，移位明显。手术治疗的目的是骨折复位，恢复关节面平整，固定牢靠，早期行功能锻炼。首选闭合复位内固定治疗，若存在困难则再行切开复位，内固定选用空芯螺钉或钉板系统，入路选择第 5 跖骨基底表面纵行切口。

★专家点评：此例手术难度在于骨折块波及关节面，且为肌腱止点附着，闭合复位难度大，最终采用切开复位钢板螺钉内固定。内固定选择钉板系统可固定牢靠，早期行功能锻炼。术后 3d 患者即开始行扶拐功能锻炼，术后效果满意，无皮肤和软组织并发症。术后 1 年跟踪复查，无创伤性关节炎形成。

[**病例 4**]　江某，女，18 岁。踢伤致左足小趾近节趾骨骨折，行切开复位钢板螺钉内固定术（图 14-8）。

此病例是趾骨基底部骨折。手术治疗的目的是纠正畸形，固定牢靠，早期负重活动，首选闭合复位内固定治疗，若存在困难则再行切开复位，内固定选用克氏针或钉板系统，入路选择趾骨背侧肌腱旁纵行切口。

★专家点评：此例手术难度在于趾骨骨折块小，闭合复位难度大，最终采用切开复位钢板螺钉内固定。内固定选择钉板系统可固定牢靠，无须跨跖趾关节。术后 3d 患者即开始行部分负重功能锻炼，术后效果满意，术后 7d 患者返校上学。

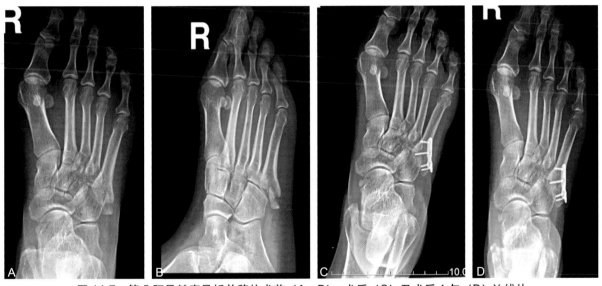

图 14-7　第 5 跖骨基底骨折并移位术前（A、B）、术后（C）及术后 1 年（D）X 线片

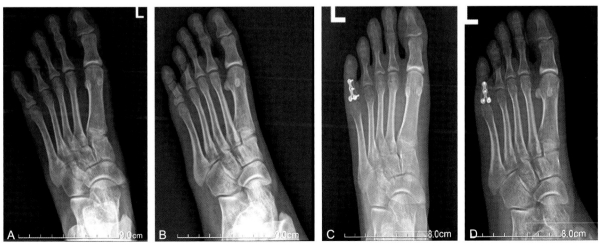

图 14-8　左第 5 趾近节趾骨骨折并移位，行切开复位，1.5mm T 形钉板内固定，术前（A、B）、术后（C、D）左足正斜位 X 线片

[病例5] 胡某，男，65岁。车轮碾压伤致左足跟多处开放性骨折，行多次清创，第2～5足趾骨折使用克氏针贯穿固定，Lisfranc损伤采用有限切开复位拉力螺钉内固定术治疗，切口避开足背原有伤口，术前、术后外观及X线片见图14-9。

前足、中足各骨序列正常，患者拒行皮瓣轻移修复足跟创面，遗留足跟贴骨瘢痕。此病例是前中足多处骨折，开放性高能量损伤。手术治疗目的是彻底清创、避免感染，内固定选择尽可能简单（克氏针/螺钉），降低软组织压力。

★专家点评：此例手术难度在于趾骨小，克氏针贯穿固定难度大，需手法将趾间关节置于过伸位，自趾尖穿针，透视确定位置满意后需再次手法将趾间关节置于功能位，避免软组织张力过大影响足趾血液循环。Lisfranc损伤采用螺钉内固定，简单有效。

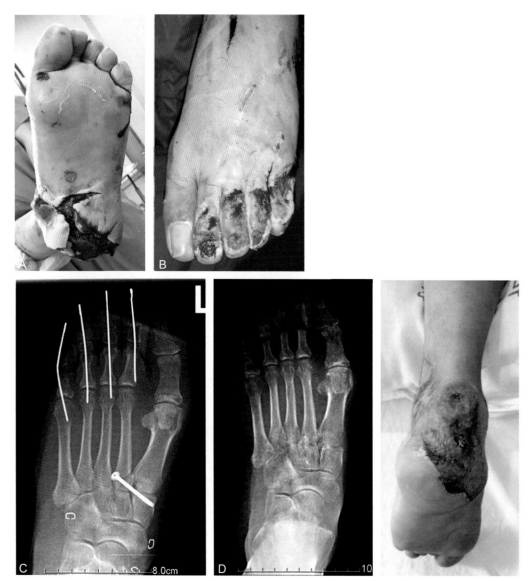

图14-9　A.左足跟软组织挫裂撕脱；B.左前足背侧观，可见软组织挫伤、肿胀；C.左前足第2～5趾列闭合穿针固定，空芯钉固定Lisfranc关节；D.取出内置物后；E.足跟部瘢痕愈合

（谢会斌　陈辉强　黄显华）

参 考 文 献

王正义. 2014. 足踝外科学 [M]. 2 版. 北京: 人民卫生出版社.

Bernstein A, Stone J R. 1944. March fracture: a report of three hundred and seven cases and a new method of treatment[J]. J Bone Joint Surg, 26(4): 743-750.

Bovill E G, Inman V T. 1973. Fractures and fracture-dislocations of foot and ankle[M]//DuVries H L, Inman V T. DuVries' surgery of the foot. St Louis: CV Mosby, 119.

Dameron T B. 1975. Fractures and anatomical variations of the proximal portion of the fifth metatarsal[J]. J Bone Joint Surg Am, 57(6): 788-792.

Devas M. 1975. Stress fractures[M]. New York: Churchill Livingstone.

Heck C V. 1965. Fractures of the bones of the foot(except the talus)[J]. Surg Clin North Am, 45(1): 103-117.

Hunt K J, Anderson R B. 2011. Treatment of Jones fracture nonunions and refractures in the elite athlete: Outcomes of intramedullary screw fixation with bone grafting[J]. Am J Sports Med, 39(9): 1948-1954.

Jones R. 1902. I.Fracture of the base of the fifth metatarsal bone by indirect violence[J]. Ann Surg, 35(6): 697-700, 702.

Lindholm R. 1961. Operative treatment of dislocated simple fractures of the neck of the metatarsal bone[J]. Ann Chir Gynaec Fenn, 50: 328-331.

Miric A, Patterson B M. 1998. Pathoanatomy of intra-articular fractures of the calcaneus[J]. J Bone Joint surg Am, 80(2): 207-212.

Myerson M S. 1991. Injuries to the forefoot and toes. Disprders of the foot and ankle: medical and surgical management[M]. 2nd ed. Philadelphia: WB Saunders: 2242-2249.

Pearson J B. 1962. Fractures of base of fifth metataral[J]. Br Med J, 1(5284): 1052-1054.

Quill G E. 1995. Fractures of the proximal fifth metatarsal[J]. Orthop Clin North Am, 26(2): 353-361.

Schenck R C, Heckman J D. 1995. Fractures and dislocations of the forefoot: Operative and nonoperative treatment[J]. J Am Acad Orthop Surg, 3(2): 70-78.

Shereff M J. 1990. Fractures of the forefoot[J]. Instruc Course Lect, 39: 133-140.

Smith J W, Arnoczky S P, Hersh A. 1992. The intraosseous blood supply of the fifth metatarsal: Implications for proximal fracture healing[J]. Foot Ankle, 13(3): 143-152.

Torg J S, Balduini F C, Zelko R R, et al. 1984. Fractures of the base of the fifth metatarsal distal to the tuberosity. Classification and guidelines for non-surgical and surgical management[J]. J Bone Joint Surg Am, 66(2): 209-214.